减糖真相

刘遂谦·著

 化学工业出版社

·北京·

内容简介

本书全面指导读者科学减糖。在我们的日常饮食中，糖无处不在，它的过量摄入与多种健康问题紧密相关，如肥胖、糖尿病、心脏疾病等。本书从为什么要减糖开始，深入浅出地讲解了糖对人体健康的潜在危害，包括其如何影响我们的身体重量、血糖水平，甚至大脑、情绪和皮肤健康。书中不仅阐述了糖摄入过多的各种负面影响，还详细介绍了糖的分类和识别方法，帮助读者了解广义和狭义的糖，以及哪些糖属于添加糖，减糖对于糖尿病患者、儿童以及普通成人的必要性，为读者提供科学、实用的减糖策略。

让我们在享受生活的同时，采取科学的方法减少糖分摄入，迈向更健康的生活方式。

图书在版编目（CIP）数据

减糖真相 / 刘遂谦著. —北京：化学工业出版社，2024.6
ISBN 978-7-122-45545-1

Ⅰ.①减⋯ Ⅱ.①刘⋯ Ⅲ.①高血糖病－食物疗法 Ⅳ.①R247.1

中国国家版本馆CIP数据核字（2024）第090491号

责任编辑：马冰初	文字编辑：张晓锦
责任校对：李　爽	装帧设计：史利平

出版发行：化学工业出版社
　　　　　（北京市东城区青年湖南街13号　邮政编码100011）
印　　装：中煤（北京）印务有限公司
880mm×1230mm　1/32　印张8　字数280千字
2025年6月北京第1版第1次印刷

购书咨询：010-64518888　　　　　售后服务：010-64518899
网　　址：http://www.cip.com.cn
凡购买本书，如有缺损质量问题，本社销售中心负责调换。

定　　价：68.00元　　　　　　　　版权所有　违者必究

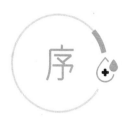

序

　　糖，是生活中的甜蜜来源，同时也是健康的潜在威胁。随着现代生活方式的变迁，人们的饮食习惯不断演变，糖的摄入量已逐渐成为大众广泛关注的焦点。在这本《减糖真相》中，作者深入探讨了糖与健康之间的复杂关系，并阐释了减少糖分摄入对我们身体健康的重要意义。

　　首先，需要明确一点，糖并不完全等同于碳水化合物。在公众的普遍认知中，减糖常被简化为低碳水化合物饮食。事实上，糖仅是碳水化合物的一个分支。了解这一区别至关重要，因为减糖饮食不是低碳水化合物饮食。如果误将减糖等同于低碳水化合物，甚至追求极低碳水化合物，可能会导致营养不良及其他健康问题。我们必须理解糖与碳水化合物之间的关系及其对人体健康的影响，以便更好地调整饮食结构，确保身体健康。

　　随着中国肥胖率的日益增加，需要减重的群体也在壮大。近年来，我一直专注于研究"如何让胖子变瘦"。在与患者的互动中，我发现一个普遍现象：在信息传播迅速发展的今天，新媒体形式不断涌现，虽然人们获取信息的成本降低，但同时也面临着信息过载的问题。很多患者都曾尝试各种所谓的减肥秘籍，并对这些方法深信不疑，每天尝试新的方法希望迅速减肥。

在这些患者中，有些人过度追求低碳水化合物饮食。尽管减少糖分摄入是有效的减肥方法之一，但过度限制碳水化合物的摄入也可能带来健康风险。我在之前的著作中已经提醒读者要"挑选"合适的碳水化合物。

《减糖真相》深入浅出地解释了糖、碳水化合物和主食的关系，并指导读者如何正确选择碳水化合物和调整其摄入量，以及如何在减重过程中增加饱腹感，减轻食欲不足带来的不适。这本书是帮助读者了解减糖真相并找到正确方法的宝贵资源。同时，本书还深入讨论了现代加工食品中添加糖分的问题，涉及代糖、营养补充剂等减糖衍生产品，揭示了这些隐藏的食品成分如何成为现代饮食中的隐形杀手。减少添加糖摄入，选择健康的食材和饮食方式，对预防疾病和维护身体健康至关重要。通过透彻了解这些知识点，读者可以更科学、更安全地指导自己的饮食选择，享受美食的同时保持健康的体重和身体状态。

此外，本书还关注了特殊人群（如孕妇、儿童和运动员）的碳水化合物需求，强调了合理摄入对维持身体正常功能的重要性。作者的建议将帮助读者找到适合自己的碳水化合物摄入平衡，避免因盲目追求低碳水饮食而带来健康问题。

在信息爆炸的时代，健康饮食已成为热门话题。《减糖真相》不仅仅是一本书，它还是一份全面的指导，旨在引导读者通过科学的方法改善饮食习惯，摆脱糖分的困扰。无论您是追求健康的践行者，还是正在寻求改善生活方式的人士，这本书都将是您理想的选择。通过阅读这本书，您将获得必要的知识，以健康、科学的方式享受生活的甜蜜。

中国医学科学院北京协和医院临床营养科主任医师，

博士生导师，博士后导师

陈 伟

2024年8月写于北京

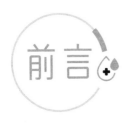

前言

从2006年开始，我为各种杂志、报刊撰写科普文章，这已经是我从事营养相关科普工作的第18年了。我有幸见证了知识传播与表现形式的迭代，也从中收获了宝贵的读者反馈和科普经验，培养了不断自我学习和知识更新的良好习惯。因此，无论您是否第一次阅读我的文字，都请接受我诚挚的感谢。读者是支持和督促我在科普路上坚持耕耘和自我迭代的重要动力。

从纸质媒体到互联网媒体，从文字到音频，再到短视频，人们获取知识的途径和方式越来越丰富和多元化，也越来越便捷。只要有手机和网络信号，每个人都可以在这部小小的移动图书馆中获取来自不同领域的海量知识，这对于建立和丰富我们的知识库，无疑是一件好事。然而，事物总是有两面性。知识多元化和便捷化的副产品之一是信息的碎片化。为了迎合读者体验和适应人们容易消散的专注力和耐心的特点，完整的知识往往被切割成大量一口即食的短小知识碎片，方便人们在有限的时间和专注度内快速消化，这很容易导致

"只见树木，不见森林"的局面。

这种零散的学习效果，如果只涉及一个小的实用技能，比如如何用简单的工具自己在家清洁白色帆布鞋，显然是利大于弊的。

但是，在蓬勃发展的饮食健康与营养领域，信息碎片化可能带来的副作用对个体，甚至公众健康的影响，远不是能否清洁一双帆布鞋这么简单的事情。一条被误读、误解的健康知识，可能给一个人的生命健康带来不可低估的风险，甚至导致严重的不良后果。加之盛行的自媒体传播很容易夹杂可观的商业推广，碎片信息的"失实"现象普遍存在，甚至因为流量的放大效应而发展成潮流。在医疗健康领域，潮流绝不意味着科学。不少潮流甚至与科学背道而驰。举一个例子：伴随着超重、肥胖、2型糖尿病等代谢性疾病发病率的节节攀升，人们对减重的认知度和关注度也在同步增加。超重/肥胖不仅关乎尺码和体型，无数高质量研究不断以严肃的结论提醒我们，肥胖是多种慢性非传染性疾病的危险因素，不仅影响生命中后期的质量，甚至影响寿命。因此，涌现出大量的减重方法，越来越多的人开始尝试减糖、断糖，甚至断碳水。这一现象让许多没有减重需求的人也视碳水化合物为洪水猛兽，包括来自全谷类（也就是我们常说的粗杂粮）和水果的碳水化合物。这种流行趋势甚至影响婴幼儿和儿童。我们在临床一线接触到有家长从宝宝婴儿期添加辅食开始就严格限制碳水化合物的案例。他们并不知道，这样极端的饮食方法，对自身和孩子都有短期和/或长期的健康伤害。而当我们试图纠正时，他们往往会引用一些来自互联网的信息证明自己的正确性。但他们其实不知道，自己所了解的知识具有很大的片面性和局限性，那只不过是健康饮食和科学减重这块涉及人体代谢方方面面的大拼图中的一些小碎片。

这也是我写这本书的初衷：希望帮助大家梳理有关糖（广义上的碳水化合物）与健康的知识体系，深入了解应该减和不该减的糖分别是什么，减或不减对我们健康的影响是什么，以及减错或减对会给我们的身体和健康带来哪些不良的或者有益的改变。

作为一名长期工作在医疗一线的临床营养师，一名常年根据不断更新高质量医学研究进行科普传播的医疗工作者，一名倡导在医学监督下进行健康饮食管理和体重控制的呼吁者，我因为看到太多基于对糖（广义上的碳水化合物）的错误理解和错误利用导致身体受到伤害的案例，所以想要严肃认真地提醒有志于健康饮食、健康体重和健康生活方式的朋友们：减糖请一定要系统了解，谨慎实施！

真正的健康，是基于长期高质量科学证据对身体进行科学管理而获得的长治久安。当然，一本书的形成，不能只有热忱的初衷，更需要严谨的科学证据支持。营养学是一门非常独特的学科，这个领域的知识更新速度非常快，营养学建议也因此需要与时俱进，而不能靠某一个人的生活经验或某一位名人的个人感悟。一本营养学科普书的撰写，也需要基于大量高质量文献的查阅和数据总结。这本书沿用了我一贯的科普习惯，即在文章后标注参考文献。我用于文献检索和阅读的时间并不少于文稿撰写的时间，只求尽可能客观地传递实事求是的知识，避免道听途说的误解、误读和误宣传。

即便如此，我依旧要提醒给予我信任的读者朋友们：每个人都是独特的个体，有着不同的遗传背景和代谢特点。我为大家梳理的这些知识，只是基于大众层面的参考。真正遇到非常个体化的问题时，建议您还是要去医院的医学营养科就诊，接受个体指导和治疗。也请理解因人群差异化、个体差异化及研究更新迅速等原因，营养知识的科普具有一定的难度，不易总结出百分百适合每一个个体的绝对定论。

这本书的内容，虽然是在教大家科学减糖，其实远比减糖更"有营养"。我希望可以通过"微甜"的文字表达，帮助大家了解糖及糖以外的各种饮食健康真相，厘清常见困惑，避免碎片信息导致的南辕北辙，掌握健康饮食及生活方式的科学方法。如果在读至最后一页时，能够收获你们的会心一笑，那便是我无尽的喜悦。

最后，诚挚感谢负责本书的各位编辑老师对我的支持与帮助，也再次感谢阅读本书的读者朋友们。很开心可以陪伴你们经历一段了解知识的历程，感恩相遇！

刘遂谦

2024年10月写于北京

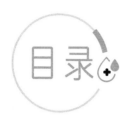

目录

第一章

为什么要减糖

第十章

关于减糖的那些困惑

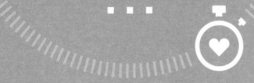

第一章

为什么要
减糖

...

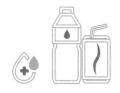

　　"少吃糖，糖吃多了对身体不好。"大家对这句话一定不陌生。虽然各大媒体各位专家早就把这句话念叨得妇孺皆知，但绝大多数朋友对多吃糖的坏处还仅停留在蛀牙（龋齿）和长胖这两件事上。如果糖对人类健康的威胁真的只有这么点儿，我也想放开嘴纵情享受甜蜜的快乐。

　　遗憾的是，理想和现实之间的差距太遥远。过量的糖对身体的伤害，不仅仅是引起龋齿和肥胖，过量的糖还是诸多疾病的诱因和帮凶。这些疾病侵袭多个器官，我们的大脑、心脏、血管、肝脏、胃肠道、关节、皮肤、胰腺、肾脏、牙齿等都会因为过多摄入糖而陷入危机。

　　2006年，世界卫生组织（WHO）曾对23个国家和地区人们的死亡原因做过调查汇总，结论是：长期嗜好高糖食物的人，平均寿命比吃糖量正常且饮食正常的人要缩短10~20年！

　　希望本书对糖的剖析，能帮助大家充分认识到减糖对于每个人终身健康至关重要的意义，树立科学合理的"少糖"意识，从而降低患病风险，帮助你们获取长期健康。

万病之源的超重/肥胖，离不开糖

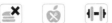

过去有个词叫"中年发福"，讲的是人到了四五十岁，身材普遍开始"变形"。最初，大家以为这是人到中年收入增加、生活稳定、家庭和睦的体现。随着医学研究的进展和媒体的发展，才知道三十多岁后由于肌肉量的下降、体脂率的相对升高，再加上可能存在运动量的减少、久坐行为的增加等，导致整个人看上去更宽了，就算体重秤上的数字没有较大变化，腰围、臀围等围度也在增加。裤子和裙子最清楚我们的尺码是不是在偷偷改变。

近十年来，我们不难发现，身边"发福"的人越来越多，且年龄趋向于年轻化，超重，甚至肥胖的二十岁青年已经不算少数。

我们看到的现象与真实的调查数据是非常吻合的，也是令人忧心的。来自2020年12月23日，国务院新闻办新闻发布会发布的《中国居民营养与慢性病状况报告（2020年）》的数据告诉我们，当前中国19岁以上成年居民的超重/肥胖率已经大于1/2，即不到两个成年人里就有一人超重/肥胖。这里的超重/肥胖，包括按照体重指数

$24 \ kg/m^2 \leqslant BMI < 28 \ kg/m^2$（下文的BMI单位省略）判定的整体超重/肥胖，也包括按照腰臀比超标判定的中心型肥胖（也就是常说的腹型肥胖）。

本该身形紧致的年龄，为何提前"发福"？这是值得我们深思的问题。

从人群层面来讲，不健康的生活方式对超重/肥胖的发生影响是巨大的。一方面，我国居民膳食结构不合理，脂肪供能比持续增加，高油高糖、能量密度高、营养素密度低的食物摄入较多，蔬菜、水果、大豆及其制品摄入不足，主食精细化等，导致个体能量摄入增加；另一方面，各个年龄人群的职业劳动程度普遍降低，出行越来越方便，电子产品普及导致了居民静态生活时间普遍增加，也导致能量消耗的减少，能量摄入和能量支出的不平衡，是导致个体超重/肥胖的直接原因。

其中，高糖对国人体重的"贡献"是不可忽视的。来自Statista的统计数据显示，从2014/2015到2020/2021市场年，中国国内食糖年消费量一直稳居在1540万吨以上，2020/2021市场年为1580万吨。世界卫生组织（WHO）2015年报告显示中国人均食糖消费量约7 kg；国际糖业组织（ISO）、中国糖业协会及国内消费趋势报告显示，2017～2019年，中国人均食糖消费量逐步增长至10～12 kg，如果加上甜味剂消费量，这个数值会更高一些。

不仅在中国，在全球范围内，高脂高糖都是导致体重增加的推手。世界卫生组织（WHO）官网2021年6月更新的信息中明确提到：超重/肥胖的根本原因是热量摄入和能量消耗之间的失衡。全世界都面临着这两方面的问题。

① 高脂高糖的高能量食物摄入量增加。

② 因工作量增加、交通方式改变、城市化加剧导致
的久坐状态增多，体力活动量减少。

世界卫生组织还针对成人及儿童糖摄入量发布了指南，通过全球性高级别证据证明，摄入游离糖，尤其是通过饮用含糖饮料摄入游离糖增加总能量摄入，可能会降低营养价值及热量更合理的食品的摄入，导致饮食不健康和体重增加，并增加非传染性疾病的发生风险。将游离糖摄入量控制在总能量摄入量的10%以下，会降低超重/肥胖和龋齿的风险。

了解了糖与超重/肥胖之间的关系，我们还需要知道体重超标对健康的影响是什么。体重超标，具体到可衡量指标就是BMI超标，是非传染性疾病的主要危险因素，这些疾病包括：

① 心血管疾病，主要是心脏病和脑卒中，其次是高血压、高尿酸血症、高脂血症等。

② 糖尿病。

③ 肌肉骨骼疾病（尤其是骨关节炎，一种高度致残的关节退行性疾病）。

④ 一些癌症（包括子宫内膜癌、乳腺癌、卵巢癌、前列腺癌、肝癌、胆囊癌、肾癌和结肠癌）。

⑤ 儿童肥胖与成年期肥胖、过早死亡和残疾的高发有关。

此外，肥胖儿童还容易出现呼吸困难、骨折、高血压、心血管疾病早期症状、胰岛素抵抗和心理问题等。

除了超重/肥胖，增加非传染性疾病风险的关键代谢改变还包括这三个：

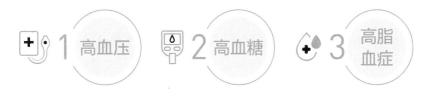

这些疾病每年造成4100万人死亡，占全球死亡人数的71%；在这4100万人中，心血管疾病死亡人数最多（1790万人），其次是癌症（930万人）、呼吸系统疾病（410万人）和糖尿病（150万人）；每年有超过1500万30~69岁的人死于非传染性疾病；其中，85%的"过早"死亡发生在低收入和中等收入国家。

所以我们必须铭记两个重要事项。

❶ 肥胖本身就是一种疾病，医学上有"肥胖"这个诊断。
❷ 肥胖属于"营养不良"的一种，该界定来自世界卫生组织。

2

糖尿病与糖的不解之仇

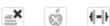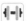

　　2021年11月初，国际糖尿病联合会（IDF）在官网上更新了当年IDF全球糖尿病概览的相关数据，结果令人忧心。世界范围内，成年糖尿病患者人数已高达5.37亿，占全球总人口数的10.5%，即1/10。我国，2011～2021年的10年间，糖尿病患病人数从9000万增长到了1.4亿，约占全国人口数的1/10，与世界范围内的发病率持平。在这1.4亿人中，有51.7%的人未被诊断，属于"隐性"糖尿病群体。根据目前的发展趋势，预计到2045年，中国的糖尿病患者人数将增长到1.74亿，甚至可能更多。

　　高糖饮食与糖尿病的发生，是怎样的关系呢？过去人们常说吃糖不会直接导致糖尿病。事实上，高糖饮食可以让我们的血糖短暂升高，这会给我们的胰腺加重负担。为了消耗掉突然升高的血糖，胰腺需要加派人手（也就是大家知道的胰岛素）。偶尔为之伤害不大，但如果频繁大量吃糖，以及吃其他可以快速升高血糖的食物，总是给胰腺超负荷的工作量，迟早会让胰腺累垮。

这绝对不是猜想，医学界已有相关研究证实：吃糖太多与糖尿病发生率之间确实有关系，而且这种因果关系更多是通过体重的增加来实现的。

大量摄入糖，会增加超重/肥胖的风险。而超重/肥胖，会直接增加糖尿病的发生概率。

中国近10年来糖尿病的高发，离不开超重/肥胖的"贡献"，超重/肥胖是糖尿病的重要危险因素。来自文献的数据告诉我们，在糖尿病前期，超过50%的个体存在胰岛素抵抗，超过60%的个体有超重/肥胖的情况。美国糖尿病学会（ADA）更新的《糖尿病医学诊疗标准》中，提醒我们，不论家里有没有糖尿病家族史，只要BMI≥23，就需要每年筛查糖尿病。

相比于健康人群，患有糖尿病的人们，患下述疾病的风险会更高：冠心病、脑卒中和外周血管疾病、微血管并发症（如终末期肾病、视网膜病变和神经病变）、感染（包括严重革兰氏阳性菌感染、术后感染、尿路感染）、消化系统疾病、肺炎、肺结核、慢性阻塞性肺疾病、心理健康问题（包括重度抑郁症、焦虑症、饮食失调）、严重精神疾病（例如精神分裂症）、痴呆症、某些癌症、热带病等。

所以，我们可以简单得出这样的结论：大量摄入糖，一方面给胰腺的工作增加负担，另一方面增加体重失控的风险。这两方面联手，大大地增加患糖尿病的风险；而一旦血糖失控，罹患其他相关疾病的风险都会增加。

伤心的甜蜜

　　在上文中提到了超重/肥胖、糖、非传染性疾病之间的关系，而在非传染性疾病中，心血管疾病是排名第一的"大户"，也是致死率非常高的一类疾病。《中国心血管健康与疾病报告2021》的统计数据显示，我国心血管疾病患者为3.3亿，平均每5个人中就有1个患病，且心血管疾病死亡率高于肿瘤及其他疾病，平均每5例死亡病例中就有2例死于心血管疾病。伴随着人口老龄化加剧及不健康的生活方式的影响，这个数字还在继续增长。

　　摄入太多的糖，会"促成"心血管疾病的发生。在美国心脏学会（AHA）的官网上，明确罗列了摄入太多添加糖对健康的不良影响，排在第一位的也是心血管疾病。2019年，该学会期刊，著名的《循环》杂志曾发表过一篇对10万余人近30年的随访报告，得出"含糖饮料摄入过多，加速死亡"的结论。

① 每天多喝一杯含糖饮料，因心血管疾病死亡的风险增加10%。

② 每天喝≥2次含糖饮料，因心血管疾病死亡的风险增加31%、癌症死亡风险增加16%（研究特别指出：结肠癌死亡风险增加38%，女性乳腺癌死亡风险增加34%）。

③ 如果不考虑年龄因素，每天喝≥2杯含糖饮料的女性死亡风险比男性高（女性增加63%，男性增加59%）。

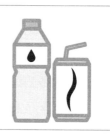

当然，你可能会说，我一个月也喝不了几次。那我们来看一下该研究中含糖饮料的饮用量与死亡风险之间的关系。

相比于1个月最多喝1次含糖饮料的人。

每月喝1~4次，死亡风险增加1%。
每周喝2~6次，死亡风险增加6%。
每天喝1~2次，死亡风险增加14%。
每天喝≥2次，死亡风险增加21%。

其实，这已经不是《循环》杂志第一次说含糖饮料的危害了。2015年，《循环》发表过一篇针对2010年全球各地区含糖饮料摄入对疾病负担的"贡献"的研究。其结果，对于我们中国人来说，可谓喜忧参半。好消息是，因喝含糖饮料而增加的各种疾病的死亡率，中国与美洲相比还有较大的差距。坏消息是，截至2010年，20～44岁的国人是含糖饮料的"重灾区"，年龄越小越严重，男性比女性更严重。注意，这只是2010年的结果，时隔十几年，中国含糖饮料的消费量只增不减。

而这些研究只是关于"喝的糖"，还没有包括我们"吃的糖"！类似的研究结果，美国医学会杂志（*JAMA*）上也发布过，对1994～2004年和2005～2010年，美国成年人添加糖食品和饮料的摄入情况与死亡率之间的关系作对比，证实了添加糖的过量摄入会显著增加心血管疾病的死亡率。

4

痤疮和皱纹里都有糖的功劳

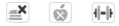

　　抗糖化是近几年的一个新概念。糖化加速皮肤的老化，抗糖化帮助减慢或对抗这种老化的过程。

　　糖化，简单地说就是身体里过剩的/多出来的一时半会儿派不上工作量的糖，与胶原蛋白和弹性蛋白相结合，形成一种叫AGEs的物质，即晚期糖基化终末产物。也就是：多出来的糖"绑架"走了一部分胶原蛋白和弹性蛋白，导致它们变性失效，不能正常发挥对皮肤的支撑作用。这两种蛋白质，是保证皮肤光滑、有弹性、紧致的重要生物大分子。如果它们失效太多，就会让皱纹、下垂等皮肤问题（也就是大家都不愿意面对的衰老）更早出现。

糖化跟吃太多糖的关系大吗？

　　首先，吃太多糖确实会促进糖化的发生。吃太多的糖，身体一时半会儿没有任务分派给它们，自然就会制造一些端倪，包括变成脂肪存在脂肪细胞里，让我们变胖。尤其是吃那些含有大量的、可以快速进入血液的含糖的食物，比如含糖饮料、很甜的糕点、冰激凌等。当糖化的原料供应多了，发生糖化的概率自然会更高，或者说更频繁。

　　但是，我们必须清楚一点，即便不吃那些含大量糖的食品，糖化也是不可避免的。因为这是身体内在的"运行程序"，完全不发生是不可能的。

　　我们日常摄入的一些食物，在我们体内也是必然要转化成糖的。理由很简单：身体需要糖分来维持日常代谢，糖分摄入太少也会有健康风险。最典型的表现就是低血糖、眩晕、无法集中注意力、身体乏力等。这时候，身体为了不让自己发生意外，就会动用储存的蛋白质、脂肪等来帮助维持血糖。所以，人类医学和营养学发展这么多年，至今各国膳食指南，以及评选出的最优膳食中，都不会让可以提供糖分的食物缺席，但同时给出了大致的摄入比例，并限制了添加糖的量。

抗糖化产品有用吗？

　　口服产品可能会有点儿用，但前提是要安全。所以，不论有无用处，一定要认准相应的合规标签，以保证自己不会"吃坏"。别一不留神买了有不明添加成分的产品，最后不但没抗衰，反倒引发了健康问题，那就得不偿失了。高糖不仅会让皮肤失去弹性、加速衰老，还会加重痘痘肌的烦恼。

　　2020年，《美国医学会杂志：皮肤病学》发表了一项覆盖近2.5万人的大型研究，给了痘痘肌这样一个警告：不健康的饮食习惯，尤其是高脂高糖饮食，与痤疮（痘痘）风险飙升密切相关。比如，对于成年人来说。

① 每天吃一份（即100 g）高脂和含糖食物，长痘的风险增加54%。

② 每天喝一杯200 mL含糖饮料，长痘的风险增加18%。

直白解释就是：高风险食物摄入越多，发生痤疮的概率／程度越高。人群数据告诉我们：

① 每天喝5杯含糖饮料（1000 mL），长痘风险升高119%。

② 一餐里如果都是高脂和高糖食品，长痘风险升高7倍多。

③ 大量吃精制碳水或饱和脂肪酸，长痘的风险分别显著增加43%和290%。

新加坡针对亚裔人群的痤疮治疗指南里有这样的建议：选择膳食纤维含量高、游离糖（简单糖）含量低、含有一定量的脂肪和蛋白质的食物，能够更好地辅助治疗痤疮。

5
帮我们远离痴呆和大脑衰退

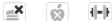

在前文中，大家已经知晓了过多摄入添加糖不但会增加糖尿病的发生率，还会导致超重/肥胖，从而进一步加重这个风险。而糖尿病这种疾病，与阿尔茨海默病，也就是大家俗称的老年痴呆症，是有直接相关性的。简单来说就是，患有糖尿病的朋友们，需要加强血糖管理，否则未来发生痴呆的风险会比血糖正常的人高，且痴呆风险会伴随年龄的增长而呈指数增长。

即便是没有发现糖尿病的中老年人群，一些前瞻性队列研究结果也提出了警告：过多摄入含糖饮料也会导致脑容积、海马体积、情节记忆能力的降低，增加痴呆的发生风险。

6

骨质疏松的发生离不开糖的"帮忙"

  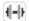

骨质疏松，对于50岁以上的成年朋友，是危机四伏的一种疾病。稍不留意摔一跤，就可能因为骨质疏松而发生骨折。俗话说伤筋动骨100天，骨折带来的影响是生活质量的下降，以及未来可能面临的肌肉、韧带萎缩和康复治疗。一部分中老年人甚至还有可能因为与骨质疏松相关的骨折而过早死亡。因此，骨质疏松绝对不是个可以小觑的问题。

骨质疏松的发生率有多高呢？50岁以上的男性，每4个人中就有1个患病，女性则高达50%。发病率这么高的疾病，跟糖也有关系吗？答案是肯定的。对于成年人而言，糖摄入量太多，有可能通过以下途径增加骨质疏松的风险。

❶ 增加经由尿液排出的钙元素和镁元素的量。

❷ 通过降低活性维生素D的水平来减少肠道对钙的吸收。

③ 减少成骨细胞的增殖，增加破骨细胞的激活，促进乳酸
的产生，进而损害骨形成。

如果摄入超标的添加糖是通过喝饮料，尤其是喝碳酸饮料获得
的，情况就更糟糕了。有研究发现，每天多喝150~200 mL的果汁
或可乐等饮料，发生骨性骨折的风险将增加1.6倍或1.7倍。而对于
骨骼尚在生长发育过程中的青少年，摄入太多的添加糖会给他们的峰
值骨量"拖后腿"，这个值可是会影响他们骨骼发育和身高的！峰值
骨量低的孩子，身高会偏矮。

7

你以为你吃的是糖，其实是脂肪

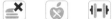

　　人类研究早就证实，当食物提供的糖类超过人体组织器官需要的量时，首先会转化成糖原，存在人体的仓库——肝脏和肌肉内，以备不时之需。但是仓库的囤货量是有限的，当仓库存不下再多的糖时，身体肯定会优先利用这些糖来提供能量。但如果这些"滞留"在血液循环中的糖一时半会儿找不到可以出力的工作，就会被脂肪组织召走，统一收集储存起来以备饿得不行的时候使用。不过，脂肪组织只能储存脂肪，所以这些多出来的糖会被适度加工，变成脂肪后，沉积在身体各部分的脂肪组织上，包括我们的皮下脂肪和内脏脂肪组织。

　　平均每过量450 g的碳水化合物（这里的碳水化合物包括添加糖、天然糖和淀粉等），生成150 g脂肪。脂肪组织能够储存多少脂肪呢？毫不夸张地说，没有上限！脂肪组织的储存能力几乎是无限的，所以我们才能看到很多胖到走不了路的人。

　　在各种添加糖中，需要格外关注果糖，因为它的大量摄入，会引发炎症、细胞压力、失调和非酒精性脂肪肝。这种口感最美好的糖还会引起肠道微生物群失调，增加肠道通透性，导致细菌内毒素、细胞因子和脂多糖易位，从而进一步增加肝脏炎症的发生和胰岛素抵抗的风险。当然，它对长胖的"贡献"也是不可忽视的。

❶ 在过去40年中，因为食品加工行业突飞猛进地发展，果糖的消费量增加了30%，相比于上一个世纪则增加了500%。

❷ 长期大量摄入果糖，会增加超重/肥胖、血脂异常、非酒精性脂肪肝及胰岛素抵抗的风险。

❸ 长期过量摄入果糖，即便体重没超标，也会增加非酒精性脂肪肝的患病率，而且摄入越多，患病率越高。这已被我们中国团队的研究所证实。不过，这几项研究中，果糖的过量摄入都是通过含糖饮料获得的，而不是新鲜水果。所以，为了不让肝脏"变肥"，少喝或者不喝含糖饮料真的很有必要。

可能有人会问："我不吃/喝加了果糖的食品/饮料，是不是就没事了？"添加进食物的果糖，常常不是以果糖的形式存在的，而是以蔗糖、果葡糖浆等形式存在，而这些成分在我们身体内会分解为果糖，照样影响健康。因此，少摄入添加糖才是关键。

本章参考文献

[1] Praveen W, Sayumi J, Yashasvi P, et al. Per capita sugar consumption and prevalence of diabetes mellitus-global and regional associations[J]. BMC Public Health, 2014, 14(1): 186.

[2] Lang A, Kuss O, Filla T, et al. Association between per capita sugar consumption and diabetes prevalence mediated by the body mass index: results of a global mediation analysis[J]. European Journal of Nutrition, 2020, 60(4): 2121-2129.

[3] Li Y, Teng D, Shi X, et al. Prevalence of diabetes recorded in mainland China using 2018 diagnostic criteria from the American Diabetes Association: national cross sectional study[J]. BMJ, 2020, 369: m997.

[4] Felix T, Jacqueline A Seiglie, Pascal Geldsetzer, et al. Body-mass index and diabetes risk in 57 low-income and middle-income countries: a cross-sectional study of nationally representative, individual-level data in 685 616 adults[J]. The Lancet, 2021, 398(10296): 238-248.

[5] Wang L M, Zhou B, Zhao Z P, et al. Body-mass index and obesity in urban and rural China: findings from consecutive nationally representative surveys during 2004-18[J]. The Lancet, 2021, 398(10294): 53-63.

[6] Pan X F, Wang L, Pan A. Epidemiology and determinants of obesity in China[J]. The Lancet Diabetes & Endocrinology, 2021, 9(6): 373-392.

[7] Li G, Zhang P, Wang J, et al. The long-term effect of lifestyle interventions to prevent diabetes in the China Da Qing Diabetes Prevention Study: a 20-year follow-up study[J]. Lancet, 2008, 371(9626): 1783-1789.

[8] Bowen M E, Xuan L, Lingvay I, et al. Random blood glucose: a robust risk factor for type 2 diabetes[J]. The Journal of Clinical Endocrinology and Metabolism, 2015, 100(4): 1503-1510.

[9] Ji L, Pranoto A, Silva A A, et al. Western pacific consensus proposals for management of prediabetes[J]. International Journal of Clinical Practice, 2021, 75(10): e14019.

[10] American Diabetes Association Standards of Medical Care in Diabetes— 2020[J]. Kidneys, 2020, 9(1): 61-67.

[11] Singh G M, Micha R, Khatibzadeh S, et al. Estimated global, regional, and national disease burdens related to sugar-sweetened beverage consumption in 2010[J]. Circulation, 2015: 639-666.

[12] Yang Q, Zhang Z, Gregg W E, et al. Added sugar intake and cardiovascular diseases mortality among US adults[J]. JAMA Internal Medicine, 2014, 174(4): 516-524.

[13] 中国心血管健康与疾病报告编写组. 中国心血管健康与疾病报告2020概要[J]. 中国循环杂志，2021，36（6）：521-545.

[14] Nguyen H P, Katta R. Sugar sag: glycation and the role of diet in aging skin[J]. Skin therapy letter, 2015, 20(6): 1-5.

[15] 鞠强. 中国痤疮治疗指南（2019修订版）[J]. 临床皮肤科杂志，2019，48（9）：583-588.

[16] Laetitia P, Mathilde T, Mélanie D, et al. Association Between Adult Acne and Dietary Behaviors: Findings From the NutriNet-Santé Prospective Cohort Study[J]. JAMA dermatology, 2020, 156(8): 854-862.

[17] Hazel H O, Su-Ni W, Derrick C W A, et al. Acne management guidelines by the dermatological society of singapore[J]. The Journal of clinical and aesthetic dermatology, 2019, 12(7): 34-50.

[18] Moreira P I. High-sugar diets, type 2 diabetes and Alzheimer's disease[J]. Current opinion in clinical nutrition and metabolic care, 2013, 16(4): 440-445.

[19] Matthew P, Pase, Jayandra J, et al. Sugar-and artificially sweetened beverages and the risks of incident stroke and dementia: a prospective cohort study[J]. Stroke, 2017, 48(5): 1139-1146.

[20] Freeman C R, Zehra A, Ramirez V, et al. Impact of sugar on the body, brain, and behavior[J]. Frontiers in bioscience(Landmark edition), 2018, 23 (12) 2255-2266.

[21] Li T, Cao H X, Ke D. Type 2 diabetes mellitus easily develops into Alzheimer's disease via hyperglycemia and insulin resistance[J]. Current medical science, 2021, 41(6): 1165-1171.

[22] DiNicolantonio J J, Mehta V, Zaman S B, et al. Not salt but sugar as aetiological in osteoporosis: a review[J]. Missouri medicine, 2018, 115(3): 247-252.

[23] Stephanie A S, Yvonne V Y, Janet C T. Chocolate and chocolate constituents

influence bone health and osteoporosis risk[J]. Nutrition, 2019, 65: 74-84.

[24]　Pau L V, Esther E V, Emilio M S. Overview of non-alcoholic fatty liver disease(NAFLD)and the role of sugary food consumption and other dietary components in its development[J]. Nutrients, 2021, 13(5): 1442.

[25]　Meng G, Zhang B, Yu F, et al. Soft drinks consumption is associated with nonalcoholic fatty liver disease independent of metabolic syndrome in Chinese population[J]. European Journal of Nutrition, 2017, 57(6): 2113-2121.

[26]　Zhang S M, Gu Y Q, Bian S S, et al. Soft drink consumption and risk of nonalcoholic fatty liver disease: results from the Tianjin chronic low-grade systemic inflammation and health (TCLSIH) cohort study[J]. The American journal of clinical nutrition, 2021, 113(5): 1265-1274.

[27]　Horst T W K, Serlie J M. Fructose consumption, lipogenesis, and non-alcoholic fatty liver disease[J]. Nutrients, 2017, 9(9): 981.

[28]　Jensen T, Abdelmalek F M, Sullivan S, et al. Fructose and sugar: a major mediator of non-alcoholic fatty liver disease[J]. Journal of Hepatology, 2018, 68(5): 1063-1075.

[29]　Acheson K J, Schutz Y, Bessard T, et al. Glycogen storage capacity and de novo lipogenesis during massive carbohydrate overfeeding in man[J]. The American Journal of Clinical Nutrition, 1988, 48(2): 240-247.

[30]　Hengist A, Koumanov F, Gonzalez J T. Fructose and metabolic health: governed by hepatic glycogen status?[J]. The Journal of Physiology, 2019, 597(14): 3573-3585.

第二章

懂糖比减糖
更重要

...

在上一章里，我们多次提及糖这个关键词。也数次使用了添加糖的概念。这容易让人产生这样一种印象：糖=添加糖。本书所说的减糖，指的就是减掉添加糖。因为，在很多人的理解里，糖被赋予了非常广泛的定义，导致很多本来不该被克扣的营养素在很多人的饮食中因为误解而被减少，甚至删除。这样做，短时间内对某些特殊人群会有较大风险，比如患有糖尿病的朋友。而长期坚持下去，对没有代谢性疾病的朋友，也可能产生不同程度的伤害。

　　澄清该减的和不该减的，以及怎么减，正是编写本书的初衷。接下来，我会将网络上流行的糖，与营养学概念里的糖，做详细地介绍，帮助大家合理掌握糖的相关知识。

广义的糖和狭义的糖

首先，无论是专业人士科普中提及的糖，还是网络信息中传播的糖，都从属于一个非常大的营养素家族，中文名称为碳水化合物，英文名为carbohydrate，营养学上常用的缩写是CHO。碳水化合物，无论分子量大小，都是由碳、氢、氧三种元素组成的。1998年，世界卫生组织（WHO）和联合国粮食及农业组织（FAO），将碳水化合物按照聚合度分为三类。

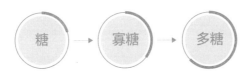

减糖概念中的糖，就是这个分类里的第一类。大家可以把它理解为"狭义的糖"。这三类加在一起，就是碳水化合物家族，也就是"广义的糖"。

大家可以清晰地看到：狭义的糖只是广义的糖中的一部分，并不是全部。后两类里的寡糖和多糖，是由3个以上的单糖分子聚合而成的。它们大多来自粮谷类食物、薯类食物、豆类食物、蔬菜等。淀粉，就是一种多糖。

而狭义的糖，也就是第一类，最大的特点是"简单"——简单到只有1～2个碳原子。只有1个碳原子的叫单糖，比如大家熟知的葡萄糖，以及水果里特有的果糖。有2个碳原子的叫二糖，比如在咖啡、奶茶、饮料里添加的蔗糖、麦芽糖，牛奶里含有的天然糖乳糖等。我们常常把狭义的糖称为简单糖或游离糖，其英文原称是free sugar。

日常生活中，广义的糖和狭义的糖往往被人们笼统地称为"糖"，从而造成了理解的混淆。而之所以会被混淆，跟碳水化合物的代谢结局有关。大部分的碳水化合物，经过人体消化道的处理，最终都能在肠道和肝脏被转变成葡萄糖，直接吸收进入血液循环。葡萄糖可以为人体提供能量，帮助我们有力气和精气神去享受生活，维持我们正常的心跳、呼吸、运动、思考等生理活动。它又被称为"首要燃料"。

来自食物的、能被人体消化利用的碳水化合物，在转变成葡萄糖后，最终会进入我们的血液循环，经由流动的血液输送到我们身体的各个组织器官去发挥作用。因此，大家去化验血的时候，化验单上的血糖，指的就是血液中的葡萄糖。

大家应该也注意到了，在化验单上，血糖值是有参考范围的，太低或太高都属于异常，这也就意味着身体处于低血糖或高血糖的状态。无论低血糖还是高血糖，对身体都是不利的。所以，在医学上，正常的血糖值对于我们每一个人都很重要。

在上一章节中，我们提到过，当胰腺被累垮了，或者因为感染等其他原因让胰腺的工作能力出现了问题，导致胰腺派出去搬运血糖的胰岛素没办法与血糖合理交锋，就会出现血糖代谢的异常，导致血液中的葡萄糖量过高。处于糖尿病前期和被诊断为糖尿病的朋友们，就存在血糖超标的问题。为了不让超标的血糖制造健康风险，控制血糖成了糖尿病患者非常重要的"养生功课"。

以往，在互联网还不是太发达的年代，受诊疗环境的限制，很难在门诊宣教中向有糖尿病问题的患者非常详尽地解释碳水化合物的定义。再加上大家受教育的程度参差不齐，为了简明扼要地帮助患者明白碳水化合物摄入量与血糖之间的关系，在一些针对糖尿病患者的教育环境中，碳水化合物被笼统地用糖这个词代替了。很多人一直习惯性地认为所有的可以升高血糖的食物，都是"糖"。

我们经常会听到有人在探讨饮食的时候说："少吃主食，都是糖。"这种表达，从碳水化合物的分类角度来看，没有大问题，毕竟，不论糖、寡糖，还是多糖，都带了一个糖字，糖和多糖最终的代谢产物也往往都是可以升高血糖的葡萄糖。但是，"主食即糖"的说法很容易制造一个误解，就是"无论食物所含的碳水化合物是简单还是复杂，是糖还是多糖，只要吃进肚子，就秒变糖+迅速升高血糖"，从而将复杂碳水化合物（也就是多糖）在消化道内的复杂代谢过程，完美地一步略过。事实上，一杯葡萄糖水喝下肚，血糖无疑会迅速升高。而一碗米饭+菜+肉/蛋/豆吃下肚，身体要派很多"劳力"干很多复杂的活儿并花费一段时间，才能让血糖升高。更何况，复杂碳水化合物能够带给身体的营养价值，绝不只是糖。所以，无论消化吸收需要花费的时间、升高血糖所需的时间，还是带给我们的营养价值，都不可相提并论。

　　广义上，碳水化合物因为其最终的代谢产物为葡萄糖而被大家笼统简单直接地称为"糖"，但其实，它们包含糖、寡糖和多糖三大类。

　　我们"减糖"概念中的糖，是狭义的糖，指碳原子数为1~2个的单糖和双糖，不包括寡糖和多糖。

糖族，一个庞大的家族

前面一节中，我们提到了碳水化合物这一概念，也说明了这一概念下面又分为三大类，即糖、寡糖和多糖。所以，碳水化合物家族也可以理解为是个"糖族"。

三大分类下面具体都有哪些家族成员。当你了解了它们，在你采购各种加工食品和饮料的时候，如虎添翼！你将轻而易举地分辨出这种食品或饮料是否有你想要或不想要的成分。

第一类 糖

这是结构最简单的一类，如果用交通工具来形容的话，相当于自行车。体积最小，穿梭最方便，大街小巷哪儿都能钻。这一类的成员又包括三个家庭：单糖、二糖、糖醇。

单糖，是糖族中最小的单位，只有1个碳原子，已经小到不能再小，以至于进入消化道都不需要被水解。大家需要知道的单糖有葡萄糖、果糖、半乳糖。前两种是食物中最常见的，也是加工食品中经常会添加的，大家在任何预包装食品/饮料的配料表里都有可能看到这两种糖。而半乳糖是乳糖的水解产物。

1. 葡萄糖和果糖是水果和蜂蜜中必然存在的单糖。
2. 多个葡萄糖结合在一起，就形成了多糖，比如淀粉。
3. 果糖是自然界存在的天然糖中甜度最高的糖。
4. 人体血液循环中跑来跑去的糖是葡萄糖。
5. 三种单糖吸收后对血糖的影响，葡萄糖＞果糖＞半乳糖。

二糖，又称双糖，是由2个单糖分子结合而成。它们进入消化道需要被水解成单糖。对我们最重要的二糖有三种：蔗糖、麦芽糖、乳糖，它们在消化道内分别被水解为1分子葡萄糖+1分子果糖，2分子葡萄糖，1分子葡萄糖+1分子半乳糖。

蔗糖，顾名思义，是从甘蔗中提取出来的糖。为何甘蔗吃起来那么甜？因为满嘴的蔗糖啊！

麦芽糖，顾名思义，是来自小麦。不过，食品工业使用的麦芽糖，不只靠小麦，还靠从粳米、大麦、小麦等谷物中发酵提纯而来。

乳糖，顾名思义，是乳类中的糖。我们喝的牛奶、羊奶、酸奶中的天然糖，就是乳糖。中国成年人中常见的喝完牛奶胀气、腹痛、拉肚子等症状，就是对乳糖耐受差导致的。

三种二糖的甜度排序为：

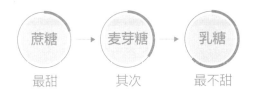

三种二糖的热量几乎一样，千万不要以为口感不那么甜的热量就一定低。

比较各种糖的甜度的时候，都是以蔗糖的甜度为1.0来比较的。

糖醇，是单糖的重要衍生物。它们广泛存在于天然水果、蔬菜中。常见的糖醇有山梨醇、甘露醇、木糖醇、麦芽糖醇等。这些词，在很多预包装食品和饮料的配料表里常见，赤藓糖醇也属于这一类。

糖醇有2个优点：

❶ 在人体内代谢不需要胰岛素，不会升高血糖，因此可供糖尿病患者放心食用。

❷ 不会被口腔里的细菌利用，所以有防龋齿的作用。

但它们同时也有缺点：

它们在进入大肠后，会被驻扎在大肠内的细菌当作食物吃掉。细菌在吃吃喝喝的过程中会制造出一些气体（好在基本上没什么味道），从而让我们出现腹胀、腹鸣，甚至腹泻的症状。而这些症状出现与否，与不同个体的耐受量相关，有人可以耐受得多，有人只能耐受一点点。耐受得多的朋友，可以体验到"润肠通便"效果；耐受量低的朋友可能会"一泻千里"……有些国家会将糖醇作为缓泻剂使用。有些国家会要求在含有糖醇和低聚糖的食品/饮料包装上标注"过多食用会导致腹泻"。

① 糖醇是食品工业中广泛使用的重要甜味剂和湿润剂。

② 大部分糖醇的甜度不如蔗糖,但普遍比乳糖和麦芽糖甜。

③ 一部分糖醇并非零热量,比如木糖醇和麦芽糖醇,热量都是蔗糖的一半左右。但也有几近于零热量的糖醇,比如赤藓糖醇。

第二类 ▶ 寡糖

寡糖又称低聚糖,由3~9个单糖分子聚合而成。有3个单糖组成的,也有4个单糖一组的,队形最有规模的,是由9个单糖通过缩合反应连接而成。无论是3个一组还是9个一组,都属于低聚糖。

常见的且食品工业中使用率很高的低聚糖,大家耳熟能详的有低聚异麦芽糖、海藻糖、低聚果糖、低聚木糖、低聚甘露糖、低聚半乳糖、大豆低聚糖等。

> 其中大豆低聚糖是大豆中所含的低聚糖的统称,实际上包含水苏糖和棉籽糖。

一部分低聚糖是可以在小肠中分解成单糖并产生少量能量的,它们往往是聚合度为三的糖,比如麦芽三糖;另一部分可以逃过小肠段的消化分解吸收,或者即便是不能完全逃过,能分解吸收的量也很有限。所以,它们不产生能量或产生很少的能量(比如低聚异麦芽糖产生的能量约为蔗糖的1/6),也就很难对我们的体重产生贡献，当然也不会引起我们血糖的波动。

这些不能或很难在小肠段消化分解的低聚糖，在进入结肠后，会被结肠内的微生物"抓来利用"，有点像前面提到的乳糖和糖醇的情况。在结肠内的微生物中，有一类是对我们人体健康特别友好的，统称为"益生菌"，典型的代表就是双歧杆菌，具有通便、延缓衰老、抑菌、抗肿瘤、增强免疫、改善乳糖的耐受性、帮助合成一些B族维生素、帮助对抗抗生素对人体的不良作用、帮助人体对抗疾病等作用。它们非常喜欢低聚糖，可以通过"吃"低聚糖长得更茁壮。双歧杆菌这类有益菌的队伍越壮大，我们的肠道就会越健康，身体抵抗疾病的能力也就越强。所以，这些能让双歧杆菌开心的低聚糖，又被称作双歧因子，或者益生元。

大家在一些奶制品、糕点、饮品等食品的配料表里看到的低聚果糖、低聚异麦芽糖，就是这一类被称为双歧因子的低聚糖。它们在加工食品饮料中，不仅发挥益生元作用，还兼具改善口感、增加稳定性、保湿、延长保存期、帮助冷冻食品更快结冰，以及抗生龋等作用。

所以，别看它们的名字里也带个糖字，无论是健康意义还是理化功能，都与狭义的糖有相当大的差异！这也是它们被统称为功能性低聚糖，并被食品工业青睐的原因。

第三类　多糖

这一类糖，由10个以上的单糖分子聚合而成，是糖族里最复杂、最庞大的家族。如果用交通工具来形容的话，相当于火车。体积最大，结构最复杂，消化吸收起来最麻烦。跟第一类里的糖完全不能比。

　　大家需要了解的多糖与单糖和低聚糖最大的区别，包括三点：一是结构复杂，二是不溶于水，三是没有甜味。

　　多糖这个家族的成员很多，大家只要记住三大支系：

　　淀粉，是由10个以上葡萄糖聚合而成的高分子碳水化合物，好比把很多独立的珍珠串成一条长长的珍珠项链。它们在嘴里先被唾液中的淀粉酶初步消化处理，此后通过胃到达小肠，经过一系列加工，变成葡萄糖，就好比是把一串珍珠项链逐步分解成单个的珍珠。淀粉的天然食物来源主要是谷类、薯类、杂豆类等，但凡含有这类食物的加工食品，比如面包、饼干、蛋糕等，都是含有淀粉的。

　　非淀粉多糖，80%～90%是植物细胞壁的组成成分，因此属于膳食纤维的一类。人体没有可以分解纤维素的酶，所以膳食纤维不能被我们身体利用，它们只能一路跑到结肠。在结肠内，它们中的一部分（往往是不可溶性膳食纤维）可以让大便膨胀松软，从而更容易被排出，减少便秘或因大便太干而难排出的可能性；另一部分（往往是可溶性膳食纤维），则是可以"发酵"并被一部分细菌"吃"掉的。它们发酵后产生的短链脂肪酸（包括丁酸盐、丙酸酯和醋酸盐）对健康至关重要，不仅能够"喂养"结肠的肠道上皮细胞，还可以通过上皮细胞的吸收，为我们的身体提供更广泛的健康益处。

所以，膳食纤维的作用就是：刺激肠道蠕动、保持水分、让粪便更加松软，并像功能性低聚糖一样促进肠道菌群的壮大，从而减少便秘等消化道疾病的发生，同时直接或间接地发挥对身体全面健康有益的作用。这些健康益处包括如下方面。

① 降低血糖水平。

② 降低餐后血糖和/或胰岛素水平。

③ 降低总胆固醇和/或低密度脂蛋白胆固醇水平。

④ 降低血压。

⑤ 松软粪便。

⑥ 缩短粪便在肠道内的运输时间。

⑦ 促进矿物质在消化道内的吸收。

⑧ 通过增强饱腹感来控制食欲和减少能量摄入。

⑨ 正向调节肠道微生态环境。

⑩ 抗炎。

⑪ 降低罹患某些癌症的风险。

植物细胞壁跟大家吃蔬菜的时候需要努力咀嚼的蔬菜茎/菜帮子里的"维管束"是完全不同的两类。我们靠肉眼是看不见细胞壁的，作为植物细胞外围的一层厚壁，它们必须依靠显微镜才能被观察到。而植物细胞的直径在 $10 \sim 100\ \mu m$（$1\ \mu m$=0.001 mm），细胞壁的厚度也就可想而知了。因此，我们肉眼看不见膳食纤维，它们也不会因为我们把蔬菜打成汁、全谷类打磨成粉或糊而被破坏。

其他多糖，是指植物和菌菇类的细胞代谢产生的聚合度超过10的多糖，比如大家听说过的香菇多糖、人参多糖、枸杞多糖、银杏多糖等。它们常常被统称为植物多糖，进入人体后，消化吸收的速度比较缓慢，且越来越多地被发现有一些特殊的保健功效，比如抗肿瘤、抗菌、抗炎、增强免疫等。

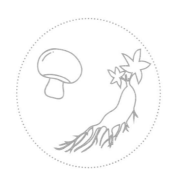

人们认为的减糖

　　尽管大家眼里的糖属于糖族，但并不一定是应该被盲目狂减的。很多人以为减糖就是减碳水化合物（简称碳水），换句话说就是将减糖的目标锚定整个碳水家族，只要是碳水就必须少吃甚至不能吃，这其实是个误区。

　　碳水化合物不是洪水猛兽，相反，它们对我们的生命和健康发挥着重要作用。经过前面对于碳水家族的介绍，大家应该明白碳水化合物对人体有至少六个重要的健康功效。别的不说，单说节约蛋白质这一点，就特别重要。

　　不少朋友在严格限制碳水的同时大量摄入蛋白质，其实是在尝试一种供能营养素的"经济效益"很低的方式。当人体无法获得足量经济快速的能源物质——碳水化合物，不得不用蛋白质来作为主要供能物质时，完成消化吸收功能的全套过程会消耗掉比用碳水供能多得多的辅助因子，同时产生过量的代谢废物。动用了更复杂的程序制造了更多的废弃物，只为提供等量的热能，可以说是既昂贵又浪费，得不偿失。因此，除非是迫不得已，身体是不愿意动用蛋白质来提供能量的。如果将碳水供能比喻为烧汽油，那么蛋白质供能就像烧火箭燃料。虽然听上去有些夸张，但是说明确实很"昂贵"，并且，长期过量摄入蛋白质，也会导致胰岛素的敏感性下降、尿钙排泄增多、肾小球滤过率增加等对健康有危害的代谢变化。肾功能受损，是每个人都不愿意体验的代谢改变。

　　如果你刚好是误认为减糖就是减碳水的朋友，请及时厘清思路，避免进入健康误区。毕竟，不管减的是什么，我们最终的目的是拥有健康的身体，与所爱的家人们共同享受长久的幸福生活，而不是因为误区伤害了身体某个或某些器官，早早地成为代谢性疾病的患者。

减糖的真相

　　本章的开篇提到过，本书所说的减糖，主要指的是减添加糖，即减掉在食品生产制备过程中被添加到食品中的糖及糖浆，简称添加糖，也就是狭义的糖。这些添加糖，无论是以结晶体还是液态的形式加入食品，其本质都是单糖和双糖。在世界卫生组织的相关文件表述中，这些糖的英文名字统一为free sugar。

　　除了减添加糖，本书还会涉及另外一类"减"，即适当控制饮食中添加糖之外的精制碳水的摄入量，不让它们在我们日常摄入的碳水中占太大比例。这部分精制碳水，来自完整的天然食物，而不是在食品加工过程中额外添加的，它们属于我们日常健康饮食的一部分，并不需要完全减掉。但是，由于含有大量精制碳水的食物往往热量较高，升血糖速度较快，容易让人更快产生饥饿而进食更多的食物。

　　因此，建议适当用一些更"粗"、消化速度慢一些、升血糖速度慢一些、营养素密度更高一些的食物适度替代，以帮助实现更平稳的血糖和维持更理想的体重。

　　这类需要被"控量"的天然食物及食品，包括以含简单糖为主的甘蔗、蜂蜜、水果等，以及以含精白淀粉为主的白馒头、白面包、白粉条、粉丝等。

　　这里必须强调两点：

　　（1）完整的天然食物中自然存在的简单糖，本来不需要太克制，但有些朋友实在太爱吃这些主要来源是简单糖的食物了，比如水果，甚至用水果作为正餐，或者在正餐之外大量地吃。这样会导致单糖、二糖摄入太多，而多糖及其他营养素如蛋白质、脂肪、脂溶性维生素等摄入太少的可能性。

　　完整水果里的单糖、二糖虽然受到水果果肉中的果胶、寡糖、非淀粉多糖（也就是膳食纤维）的影响，消化吸收的速度和升高血糖的速度不像直接喝糖水那么快，但毕竟也是会让血糖产生较大波动的，加上有可能影响其他营养素的摄入量，或者在三餐热量之外摄入更多的热量，导致总体饮食结构的不均衡。所以，完整天然食物里的简单糖，本不在减糖的范畴里。但对于过量进食的朋友，也需要适度减一减（控制）。

　　（2）适当控制精制碳水，不意味着低碳水。适当控制精米精面，不意味着要少吃主食。

为什么要减添加糖? 哪些糖属于添加糖

　　虽然添加糖如同其他复杂碳水化合物一样可以为人体提供热量, 但它们营养素密度太低。

　　营养素密度是食物营养价值的评价指标。一种食物或膳食中所含有的营养素与它提供的能量比, 表示为每1000 kcal(1 kcal≈4.2 kJ)的营养素含量单位数。在提供同等热量的水平下, 一种食物能够提供的营养素种类和量越多, 这种食物就越健康。我们可以简单理解为: 营养素密度是食物/食品中以单位热量为基础所含重要营养素(维生素、矿物质、蛋白质)的浓度。

　　计算公式为:

> 营养素密度=(一定数量某食物中的某营养素含量/同量该食物中所含的能量)×1000

　　一般来说, 乳类、瘦肉每千焦(kJ)能量提供的营养素多且好,属于营养素密度较高的食物；肥肉每千焦能量提供的营养素很少，属于营养素密度较低的食物；纯热量物质每千焦能量不提供除热量以外的其他营养素（维生素、矿物质、蛋白质），无营养素密度，因此应限制纯热量物质摄入。

添加糖/游离糖，就是这一类纯热量物质，属于基本视同无营养素密度的物质，结合之前讲解过的摄入太多添加糖对人体健康的各种不利影响，成为督促我们减掉它的无可厚非的理由。

而以精制碳水为主要成分的食物，上一节中说过，虽然也是健康饮食的一部分，但相比于全谷类，能量差异不大，营养素密度却相对低一些。以精白米和糙米为例，同样100 g的白米和糙米，由于糙米的谷粒保留得更为完整，维生素B_1、钾、磷、铁、锌、钙、镁等营养素的含量都比白米高很多，最高可以高出3倍，膳食纤维的含量则是白米的近6倍。二者的热量几乎没有差异，但消化速度和升高血糖的速度，大米显然比糙米快。因此，吃完大米做的饭更容易饿一些，也会让你因此更想吃东西。那么，适当将一部分白米用诸如糙米、燕麦这类谷壳保留相对完整、营养素密度更高的全谷类来替代，会更有助于延缓饥饿感，避免因为饿得快而吃更多的食物，从而实现更理想的血糖控制和体重控制。

哪些糖属于添加糖呢？

添加糖体现在包装食品的配料表上的名称，多种多样，包括：果糖、葡萄糖、左旋葡萄糖、右旋葡萄糖、白砂糖、绵白糖、红糖、黑糖、黄糖、冰糖、蜂蜜、蔗糖、乳糖、糖蜜、麦芽糖、麦芽糖浆、玉米糖浆、果葡糖浆、龙舌兰糖浆、枫糖浆、大米糖浆、转化糖浆、高果糖玉米糖浆、玉米甜味剂、果汁、果酱、浓缩果汁（可能会带上具体水果名称）、浓缩甘蔗汁……总之，一切单纯提供能量、营养素密度为零的，额外添加入食品饮料中的简单糖类，都是添加糖。

　　因此，自己冲的红糖水、冰糖水、蜂蜜水本质上也都属于含添加糖的饮料。

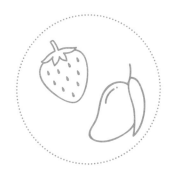

本章参考文献

［1］ 肖素荣，李京东. 赤藓糖醇的特性及应用[J]. 中国食物与营养，2008，14（5）：26-28.

［2］ 无热量甜味剂——赤藓糖醇[J]. 食品与发酵工业，2003，29（2）：33.

［3］ Nicola M Mckeown, George C Fahey, Joanne Slavin, et al. Fibre intake for optimal health: how can healthcare professionals support people to reach dietary recommendations?[J]. BMJ, 2022, 378(8346): e054370.

第三章

我们都需要减糖

...

虽然偶尔吃糖并不会让一个人得糖尿病，但经常、大量地吃糖，是真的有可能增加糖尿病的发病风险的。当然，这里的糖，主要指那些狭义的、结构简单的单糖和二糖，而不是广义的糖。

　　科学研究揭示，长期过量摄入单糖和二糖会迫使胰腺超负荷工作，导致胰岛素抵抗和β细胞功能受损，显著增加糖尿病风险——这种危害独立于体重存在，即便体重正常的人群也难以幸免。

　　糖的危害远不止于此。它还会与皮肤中的胶原蛋白结合形成糖化终末产物（AGEs），加速皮肤老化过程，这一损害从20多岁就开始累积。同时，父母的饮食选择会通过遗传和家庭环境影响下一代，高糖饮食可能增加后代肥胖和代谢疾病的风险。对于婴幼儿而言，过早接触含糖食品不仅容易导致龋齿和肥胖，还会养成终身的嗜甜习惯。

吃糖会吃出糖尿病吗

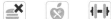

在第一章中，我们讲到过，高糖饮食会让血糖短暂升高，这毫无疑问会给胰腺增加工作量，需要分泌更多的胰岛素来帮助消耗掉突然升高的血糖。当然，如果这种情况发生得不频繁，胰腺还不至于被累垮，就像我们偶尔被要求加班一样，就算是当天会比较辛苦，但不至于对我们的身心造成多大的影响。

但是，如果频繁、大量地吃糖，特别是长期饮用含糖饮料或/和果汁，会导致血糖在短时间之内迅速升高。我们的身体，为了不让太高的血糖对血管内壁造成伤害，会立刻给胰腺发出"加派人手清理血糖"的命令。接到号令的胰腺，不得不派出大批的胰岛素，这等于在不停地给胰腺增加工作量。时间一长，天天超负荷的工作量终有一天会让胰腺心有余而力不足。胰腺被累垮，必然不利于血糖的控制。

大量摄入简单糖，尤其是习惯性地饮用含糖饮料，是有可能增加糖尿病发生风险的，且这种风险是独立于体重存在的。换句话说，就算体重正常、不存在超重/肥胖，大量吃简单糖或饮用含糖饮料，也会增加患糖尿病的风险。

含糖饮料糖含量高，饱腹感低，进入消化道的速度非常快，能够很快被胃排空进入小肠，因此导致血糖水平急剧升高，并且，含糖饮料中的添加糖都具有很高的血糖指数（GI），高血糖负荷本身就是2型糖尿病的危险因素，会导致炎症、胰岛素抵抗和β细胞功能受损。除此之外，含糖饮料本身通过增加总能量摄入而导致体重增加，其中的果糖还会促进肝脏脂肪生成，进一步加速胰岛素抵抗的发生。这几方面的影响结合在一起，明显增加了糖尿病的发病风险。

总体而言，虽说学术界对于含糖饮料以外的，通过固体食物大量摄入糖与糖尿病发生率之间的"必然联系"还存在一定争议，但已有的证据不断提醒大众：无论是基于胰腺本身的工作负担，还是大量吃糖导致的体重增加，超重/肥胖都会增加糖尿病的发生风险，应该控制添加糖，尤其是来自含糖饮料的添加糖的摄入量。偶尔少量摄入添加糖，对于没有糖尿病的朋友，是允许的、是正常的，也是不可避免的；不建议习惯性大量摄入添加糖，尤其不建议习惯性大量饮用含糖饮料，这样不仅会因体重导致超重/肥胖而增加糖尿病的患病风险，还对预防糖尿病不利。

没得糖尿病需要减糖吗

过量的糖对身体的危害，不仅仅是血糖的升高，还是通过对血糖及体重的影响，成为诸多疾病的诱因和帮凶。这些疾病侵袭的器官，广泛涉及我们身体的各个组织，从牙齿、肝脏、胃肠道、胰腺、肾脏，到大脑、心脏、血管，乃至关节、皮肤，甚至男性的生殖系统。

我们要减的糖，是额外添加进食物中的简单糖/游离糖。它们往往是我们每天必需的食物之外的"非必需"热量提供者。当热量摄入超出身体的消耗，就会慢慢出现这样的征兆：裤腰变紧、肚子变鼓、体重秤上的数字增加……我们在长胖。

一旦体重、腰围、身体脂肪含量等指标超出相对健康的范围，我们患上慢性非传染性疾病的概率就会增加，且这三个指标超标越严重，患病概率就越高。

2022年4月，发表在*The Lancet Diabetes & Endocrinology*期刊（《柳叶刀》子刊）上的来自英国伦敦大学学院的纳入60多万人的研究结果显示：抛开腰围和体脂含量不论，只看体重（以BMI为指标），可以确定肥胖与21种疾病密切相关。

① 内分泌疾病：成人糖尿病。

② 心血管疾病：高血压、心绞痛、心肌梗死、心力衰竭、
　　心律失常、脑梗死、深静脉血栓形成。

③ 消化系统疾病：胰腺炎、肝病。

④ 传染性疾病：细菌感染。

⑤ 肌肉骨骼疾病：痛风、骨关节炎、背痛。

⑥ 呼吸系统疾病：哮喘、睡眠障碍、肺栓塞。

⑦ 恶性疾病：肾癌。

⑧ 皮肤疾病：皮肤感染和湿疹。

⑨ 血液系统疾病：贫血。

⑩ 泌尿生殖系统疾病：肾衰竭。

发病率最高的依次是糖尿病（75.4%）、高血压（71.8%）、睡眠障碍（42.6%）、骨关节炎（42.1%）、心律失常（34.4%）、细菌感染（31.3%）和哮喘（22.1%）。相比于体重正常的人，肥胖人群患这些疾病的概率有多高呢？

① 肥胖人群患1种肥胖相关疾病的风险是体重正常人群的
　　2.83倍。

② 肥胖人群患2种肥胖相关疾病的风险是体重正常人群的
　　5.17倍。

③ 肥胖人群患≥4种肥胖相关疾病（复杂共病）的风险是体重正常人群的12.39倍。

④ 肥胖程度与复杂共病患病风险之间的关系为：越胖，风险越大。

⑤ 上述风险始于青壮年期。肥胖人群从30岁开始，患1~2种普通共病的风险开始提高；从45岁开始，患复杂共病的风险开始提高。

⑥ 肥胖人群55岁时，患复杂共病的风险与体重正常人群75岁时的患病风险持平。

因此，除了维持我们生命活动必需热量以外的热量，是需要克制、克制、再克制的。来自添加糖的热量，就属于这类应该被克制、被减少，甚至被消除的热量。毕竟，它们虽然可以为身体提供能量，但是除此之外并不能发挥其他营养健康作用，属于没有营养素密度的物质。更何况它们提供能量的过程还会导致血糖水平升高太快……如果它们没有这方面的不利影响，我们也就无须对它们如此警惕了！

可能会有读者说，我虽然看上去有点肉肉的，但我的体重不重，BMI为23，在中国人的健康BMI范围内，那我是不是就可以稍微放松对糖的限制呢？这里要特别提醒BMI≥23的朋友们，根据美国糖尿病学会（ADA）的《糖尿病医学诊疗标准》，亚裔人BMI≥23，且有下述1个或多个危险因素时，需要定期监测糖代谢情况，警惕无症状成年人糖尿病或糖尿病前期风险。

❶ 一级亲属（父亲、母亲、亲兄弟/姐妹）患有糖尿病。

❷ 有心血管疾病病史。

❸ 患有高血压（血压≥140/90 mmHg，或接受高血压治疗）。

❹ 高密度脂蛋白胆固醇HDL-C＜35 mg/dL（0.90 mmol/L）和/或甘油三酯TG＞250 mg/dL（2.82 mmol/L）。

❺ 患有多囊卵巢综合征的女性。

❻ 久坐少动。

❼ 其他与胰岛素抵抗相关的临床症状（如严重肥胖、棘皮病等）。

所以，即便BMI还未达到国人超重标准（BMI≥24），依旧不能掉以轻心。并且，BMI并不是判断胖瘦的唯一标准，甚至它只是个"入门级"判断依据。

根据中国营养学会临床营养分会、中华医学会糖尿病学分会等机构联合发布的《中国超重/肥胖医学营养治疗指南（2021）》，中国营养学会肥胖防控分会、中国营养学会临床营养分会、中华预防医学会行为健康分会、中华预防医学会体育运动与健康分会共同发布的《中国居民肥胖防治专家共识》等权威意见，对国人超重肥胖的诊断，不仅要看BMI，还要看腰围、腰臀比、腰围身高比、身体成分分析结果（主要是体脂含量）等指标。

其中，最便于自我监测的指标是腰围。腰围男性≥90.0 cm、女性≥85.0 cm的朋友，可以被诊断为中心型肥胖。BMI正常，但腰围超标和/或体脂含量超标的朋友，我们称其为"隐性肥胖"，也就是"假瘦"。这部分朋友中，内脏脂肪较多的人，离上述慢性病风险的距离一点都不遥远。减少无营养素密度、单纯提供能量的添加糖的摄入量，对这部分朋友的体脂控制也是非常重要的。

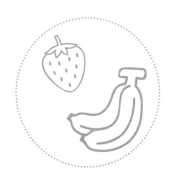

3
减糖能减肥吗

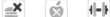

　　在我们明确了减糖主要减的是添加糖，而添加糖属于无营养素密度、单纯提供能量的物质后，就会明白一件事：如果我们经由天然食物摄入的能量，足够满足我们每日生活、工作、休息过程中身体的能量消耗，那么我们是不需要任何没有营养素密度的单纯供能物质的。

　　反过来，在饮食能量摄入充足的基础上，额外再摄入这类无营养素能量物质，多余的能量就会转化成脂肪囤积在我们身体里，让我们体重增加和变胖。因此，对于体重已经超标的朋友，在日常饮食没有太大变化的前提下，减掉来自添加糖的那部分完全多余的能量，就会帮助减轻体重。

　　这里有两个关键点：

❶ 日常饮食提供的能量没有超出我们身体的消耗，即能量摄入=能量消耗。

❷ 日常饮食中含有大量的添加糖，比如习惯喝含糖饮料、吃含糖食品。

如果不满足第一条，日常饮食摄入的能量已经远远超过身体的能量消耗，且饮食中含有添加糖的食品不多，那么，就算减掉了添加糖，也是杯水车薪，并不能从根本上解决胖这件事；如果满足第一条，但日常饮食中几乎没有添加糖，那么，单从减添加糖的角度去减肥的愿望实现起来也是有难度的。

另外，可能有人会有这样的困惑："每日摄入的能量超出每日所需的能量时，来自添加糖的能量会转变成脂肪储存起来，但这不一定是必然的可逆关系。减了添加糖，只是减少了未来继续往脂肪细胞里'存款'的脂肪，不代表已经存下来的那些就能被动用呀。听说有氧运动起码要30～40分钟才能燃烧脂肪，那我如果不做有氧运动，脂肪还是顽固地驻扎在那里，并不会因为减了糖就能燃烧脂肪，所以还是瘦不下来。"

这里其实有一个大漏洞，这个漏洞就是：脂肪的燃烧（也就是消耗）并不是只在有氧运动过程中才会发生，更不是必须连续运动30～40分钟才会启动。事实上，我们的身体，时刻都在动用和消耗脂肪，不论我们是坐着刷手机、看电视、写报告，还是站起来打水、扫地、做饭、取快递，或是撸铁、做瑜伽、跑步……脂肪的动员一直在进行，只不过，会因为呼吸和心跳的频率、身体耗氧的程度存在比率和量的差异。当心率在燃脂心率范围内时，脂肪燃烧用来提供身体活动所需能量的占比最大，此时消耗掉的脂肪量最多。当心率较低或太高时，脂肪参与供能的比例会被下调，所消耗的脂肪量会不及前一种状态下多。

可以这样比喻，身体就像一台油电混合的汽车，有一套非常精密的"算法"，能够将来自食物的三大供能营养素的消化、代谢、吸收、存储，与不同活动强度下三大供能营养"存货"的消耗，做动态校准。

基于此，减去无营养素密度的纯能量物质添加糖给身体带来的额外能量负担，就是给已经供大于需或者供需刚好持平的身体减少能量的"供货量"。而脂肪的动用又是持续进行的，所以减糖可以帮助减肥。

减糖能让人变美变年轻

　　爱美人士最关注和需要保养的部位，是皮肤的表皮层和真皮层。表皮层比较简单，就是皮肤接触空气的那薄薄的一层，只要保湿就够用了。而各种昂贵护肤品中主打抗衰老的功效成分，多是针对表皮层下的真皮层。

　　真皮层中帮助我们维持颜值年轻的有四大职能部门：

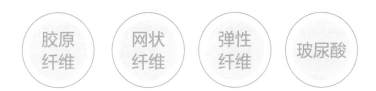

　　其中会受到添加糖影响的主要是胶原纤维，具体又分为Ⅰ型胶原和Ⅲ型胶原两种。这两种胶原纤维是真皮结缔组织中最主要的纤维组分，约占真皮干基质总体质量的75%。

　　胶原纤维两姐妹的任务分配是有轻重之分的，Ⅰ型胶原约占胶原成分的80%，在皮肤真皮层中聚集成与皮肤表面相平行的粗大纤维束，相互交织成网，用来维持皮肤张力和承受拉力，就像弹簧床垫里的弹簧。Ⅲ型胶原是不成熟、较为纤细的胶原纤维，是构成网状纤维的主要成分，就像弹簧床垫里弹簧中的填充物。如果一个人真皮层里的Ⅰ型胶原含量高，皮肤外观就会充盈饱满。

因此，对于爱美的我们而言，拥有更多帮助皮肤维持弹性和抗拉强度的Ⅰ型胶原，对皮肤的年轻态很重要！

Ⅰ型胶原的抗衰意义在由于未做防晒措施而导致光老化的皮肤中表现得特别典型：紫外线会导致Ⅲ型胶原纤维的含量明显增多，Ⅰ型胶原纤维的含量明显减少。这就像弹簧床垫里的大弹簧断裂破损了一部分，想靠着填充物维持床垫弹性显然是不可能的。于是，皮肤出现皱纹、松弛，呈现老化态。

糖类对皮肤老化的影响，也是通过破坏两种胶原纤维"得逞"的。

经由天然食物或含糖食品/饮料摄入的葡萄糖、果糖，以及糖类代谢过程中产生的葡萄糖和果糖，会与构成胶原纤维和弹性纤维的胶原蛋白和弹性蛋白中的氨基酸连接在一起，形成晚期糖基化终末产物，简称AGEs。这个过程，即大家所说的"糖化"。糖化会导致支撑皮肤的胶原纤维和弹性纤维量减少，从而使皮肤松弛，出现皱纹，不能饱满和富有弹性了。

理解糖与衰老之间的关系：葡萄糖和果糖只是简单地将两种胶原纤维联结了一下，形成交联，但这种简单形成的交联几乎无法重塑和修复。不论是因为紫外线还是糖化导致了交联增多，交联程度越高，越难"维修保养"，换句话说，越难回归皮肤的年轻态和青春态。因此，减少交联的发生，是驻颜的关键！减糖的意义也在于此。

当血糖水平升高时，糖化过程会被加速，而皮肤受到紫外线照射，还会进一步加速糖化过程的进程。研究已经明确：糖化对血管、肾脏、视网膜、冠状动脉都会产生老化影响，而不只是针对皮肤。因此，减少糖化的发生，不仅关系到颜值和年轻态，还会影响其他组织器官的寿命。

来自食物的添加糖的量，会导致血糖水平升高。而高糖饮食与血液和皮肤中糖含量升高之间的相关性，早在1945年就被学者注意到了，他们的研究还显示出低糖饮食可以降低皮肤内的糖含量。糖与氨基酸之间的交联，以及AGEs的发现就是出自他们的研究。

糖化从何时开始？

研究显示，糖基化过程可能从生命早期就开始了，并在20多岁时就已经完成。糖化胶原蛋白以每年3.7%的速度积累，但百分比会因饮食而异。与此同时，紫外线照射还会加快糖化进程。蛋白质和抗氧化酶的同步交联更是进一步降低我们对氧化自由基的天然防御能力。一句话总结就是：衰老从20多岁就稳步开始了！我们能做的，无非是通过饮食及生活方式的调整，延缓衰老进程，让自己比同龄人看上去略年轻一些。

反过来，高糖饮食会加速糖基化及皮肤衰老的进程。这一点，在糖尿病患者中得到证实。研究发现，糖尿病患者皮肤中糖化胶原蛋白的形成会加速，但严格的血糖控制可以在4个月内将糖化胶原蛋白的形成减少25%。

减糖除了可以避免糖基化的过度发展，还有助于体重控制，而超重/肥胖又是糖尿病等慢性病的重要根源。更何况，减肥=整形，通过减重而收获曼妙身材，本身也是助力年轻态的重要措施。因此，不论站在哪个角度，减糖都有助于我们青春永驻。

减糖之外，想要冻龄还需减什么？

　　我们的日常饮食，不仅是葡萄糖和果糖等糖类的来源，也是AGEs的来源。无水烧烤、油炸、烘焙等食物的加工过程形成的AGEs，会被身体吸收并进入循环，与细胞内及细胞外成分发生反应，增加导致皮肤和其他组织老化的AGEs负担。它们与饮食里的糖，在促进衰老这件事上，异曲同工，不分伯仲。

　　无论是糖导致的交联，还是饮食中预先形成的AGEs，都会干扰我们的肠道菌群，削弱"好细菌"的工作能力，这会影响营养物质的吸收，增加系统的氧化损伤及炎症反应。所以，要想皮肤青春永驻，不仅要减糖，还要适当控制高温无水烹调方法制作的食物。更何况，糖化蛋白质交联对衰老的影响，不只针对皮肤，还有很多器官组织。这也就不难理解那些常吃炖、煮、蒸、拌类食物的人，为何往往比同龄人看上去更年轻了。

父母减糖，孩子受益

 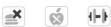

　　根据《中国居民营养与慢性病状况报告（2020年）》记载，中国19岁以上成年人的超重/肥胖发生率大于50%，即每两个人中就有一个超重/肥胖。这意味着，很多备孕的夫妻，不论是在备孕一胎还是三胎，夫妻中极有可能至少有一个人要么体重超标，要么腰围或体脂率超标。父母在备孕期的超重或肥胖，会影响子代健康。这一结论，已经被很多研究证实。

　　以2017年5月发表在*Advances in Nutrition*期刊上的一篇综述为例，作者在分析了2000年到2015年期间来自21个国家的几十篇相关研究后，针对父母体重对后代体重和健康行为可能产生的至关重要的影响，给出了下述总结：

❶ 父母双方体重超标，较只有一人超标，对后代体重的影响更大。

❷ 父母肥胖，则孩子肥胖的因果关系，比父母超重，则孩子超重的因果关系有更强的关联性。

❸ 孩子年龄越大，上述关联体现得越明显。

❹ 经济发达国家比中等收入国家的问题更严重。

父母的超重/肥胖是如何传给后代的呢？

首先，遗传的力量，父母自身超重/肥胖所导致的代谢问题，会影响卵母细胞和精子的表观遗传标记，并对胚胎形成过程中的表观遗传规划和重编程过程产生影响。简单说就是，父母超重/肥胖已经形成的代谢、线粒体和表观遗传的变化，会通过精子、卵子传给下一代，使后代在受孕和怀孕期间产生不利的心血管和代谢特征。

其次，父母与孩子所处的环境相同，孩子会因此而受到相同"致胖"因素的影响，比如不健康饮食本身、饮食对肠道微生物环境的影响，以及久坐不动的生活方式；而父母自身在饮食、生活方式和行为上的特点，也会通过家庭和社会活动"言传身教"给孩子。

此外，从基因-环境相互作用的角度考虑，在经济发达地区，父母一代长期暴露于"导致肥胖"的环境中，形成了"代谢适应性"，进而形成了对肥胖更具易感性的表观遗传表型，如胰岛素抵抗、瘦素抵抗等。

以上讲的都是在受精卵形成之前父母超重/肥胖对后代健康的影响，而一旦妈妈怀孕，孕期妈妈的饮食及体重增加状况，会对胎儿在宫内及出生后的体重及代谢产生进一步的影响。2018年的一篇研究就明确提醒孕前体重过重的女性：孕早期肥胖的妈妈们，即便没有血糖问题，也会因为母体甘油三酯高而导致胎儿在宫内过度生长，以及胎儿脂肪的过度囤积，从而导致孩子在出生时及出生后体脂过多，这会大大增加他们儿童期肥胖及儿童期非酒精性脂肪肝的发生概率。

　　而一旦妈妈在孕期发生了妊娠糖尿病，后代出现超重肥胖及代谢性疾病的风险必然增高。因此，无论是准爸爸还是准妈妈，减掉饮食中无营养素密度、单纯提供能量的添加糖，对于后代健康都将产生受益终身的影响。

6

婴幼儿，零糖才安全

糖对婴幼儿健康的伤害，在成年人的基础上加个"更"字。婴幼儿期，是孩子们开始建立人生饮食习惯和健康口味的关键期，也是生长发育和营养状况的窗口期。这个阶段的喂养和营养状况，直接影响孩子们从小到老整个人生历程的健康，关系到生命全程的抗病能力，无论是传染性疾病，还是慢性非传染性疾病。

作为无营养素密度、单纯提供能量的食物成分，添加糖对孩子们的伤害，涉及身体的多个器官和发育过程的方方面面。糖不仅会增加孩子们龋齿的发生率，还会导致超重、肥胖、营养不良、腹泻、挑食偏食等多种健康问题。原因在于，一旦从小建立了对糖的"瘾"，孩子们会对营养密度更高，但味道没有加糖那么"甜蜜"的其他食物，如粮谷类、蔬菜类、肉类等的兴趣减退。当他们强烈拒食这些食物时，家长们往往拿他们没有办法，除了顺着他们的糖瘾提供更多甜味食物或食品，保证他们能吃饱和长体重，很难通过有效的措施让孩子饮食及营养摄入均衡。毕竟，小朋友们对世界和自己的认知还非常有限，比较难谈"自律"和"规矩"。身体和心理都还在发育初期的他们，多会通过挑食偏食，外加哭闹来换取他们想要的食物。长期以往，势必导致营养失衡，也势必增加患病风险。

人类的遗传特性和进化特点，决定了宝宝从出生的那一刻起，就是"嗜甜"的。而现代人生活方式的改变和饮食结构的"高糖高脂高热量"趋势，导致整体超重/肥胖率的飙升，以及慢性非传染性疾病的泛滥。从婴儿期开始严管糖盐脂肪的摄入比例，已成为全球化健康战略。

2019年7月，世界卫生组织根据对欧洲一些国家婴幼儿食品和饮料的市场抽检结果，发布了一篇很严肃的调查报告，并提出警告：许多婴幼儿食品均含有大量添加糖分，不管这些糖分是以游离糖还是水果果泥的形式添加，都会对婴幼儿的健康产生不良影响，增加龋齿和肥胖的发生风险，同时因为体重问题而增加慢性非传染性疾病的发生率，并持续影响终身健康。一部分产品虽选用甜味剂来改善味道，依旧会促使孩子们养成热爱吃甜食的饮食口味习惯。世卫组织建议禁止食品生产商在3岁以下婴幼儿食品及饮料中添加游离糖。同时，针对欧洲地区的婴幼儿食品及其营养成分作出了下述拟议规定。这些规定，同样适用于世界各国的孩子们。

① 甜味食品，禁止标注为"适合36月龄以内的婴幼儿"。

② 果味饮品、果汁、甜牛奶等制品、禁止标注为"适合36月龄以内的婴幼儿"。

③ 添加糖供能超过总能量15%的风味零食及手指食物，禁止标注为"适合36月龄以内的婴幼儿"。

④ 添加糖及其他甜味剂（包括所有的糖浆、蜂蜜、果汁、果汁浓缩物，或者无糖甜味剂如糖精、三氯蔗糖、甜菊糖等）：禁止用于36月龄以内的市售婴幼儿辅食。

⑤ 果汁及果汁浓缩物：不可用于市售婴幼儿辅食（除了柠檬汁中容许加入少量以防腐）。

⑥ 当作为食材原料被用于正餐食物时，加工的或浓缩的100%水果制品（纯果茸/泥或果干），用量需被限制在≤5%食物总重。

⑦ 食品或饮料外包装上的营养成分表中，需要标明添加糖的用量及供能比。

⑧ 市售婴儿辅食（6~12月龄）的能量密度：不可低于60 kcal/100 g。

简言之，3岁以下婴幼儿的食品，零糖才是真的安全！值得提醒各位家长朋友们注意的是：很多家长对市售婴幼儿食品的要求非常苛刻，却对家庭自制食物非常"宽容"。特别是喜爱烘焙的妈妈们，往往存在两类现象。

❶ 烘焙产品中添加糖的量超过供能比的15%。

❷ 烘焙产品中添加糖的量不多，但额外使用了大量的水果干、蜂蜜、巧克力等，导致来自简单糖的供能比超过15%（注意，90%以上的黑巧克力，含糖量相对低）。

本章参考文献

[1] Fumiaki Imamua, Laura O'Connor, Zheng Ye, et al. Consumption of sugar sweetened beverages, artificially sweetened beverages, and fruit juice and incidence of type 2 diabetes: systematic review, meta-analysis, and estimation of population attributable fraction[J]. BMJ, 2015, 21: 351.

[2] Yilin Yoshida, Eduardo J Simoes. Sugar-sweetened beverage, obesity, and type 2 diabetes in children and adolescents: policies, taxation, and programs[J]. Current diabetes reports, 2018, 18(6): 31.

[3] Kivimki M, Strandberg T, Pentti J, et al. Body-mass index and risk of obesity-related complex multimorbidity: an observational multicohort study[J]. The lancet. Diabetes & endocrinology, 2022, 10(4): 253-263.

[4] 中国医疗保健国际交流促进会营养与代谢管理分会，中国营养学会临床营养分会，中华医学会糖尿病学分会，等. 中国超重/肥胖医学营养治疗指南（2021）[J]. 中国医学前沿杂志（电子版），2021，13（11）：1-55.

[5] 中国营养学会肥胖防控分会，中国营养学会临床营养分会，中华预防医学会行为健康分会，等. 中国居民肥胖防治专家共识[J]. 中国预防医学杂志，2022，23（5）：321-339.

[6] Danby F W. Nutrition and aging skin: sugar and glycation[J]. Clinics in Dermatology, 2010, 28(4): 409-411.

[7] H P Nguyen, R Katta. Sugar sag: glycation and the role of diet in aging skin[J]. Skin Therapy Letter, 2015, 20(6): 1-5.

[8] 裘炳毅，高志红. 现代化妆品科学与技术[M]. 北京：中国轻工业出版社，2016.

[9] 郑瑞，张嘉，董志姗，等. 胶原纤维在皮肤光老化进程中的变化[J]. 皮肤病与性病，2015，37（05）：249-251.

[10] 居永芳，朱威，连石. 皮肤老化机制的研究进展[J]. 中国麻风皮肤病杂志，2006（02）：143-146.

[11] Hernandez B T L. Maternal Lipids and Fetal Overgrowth: Making Fat from Fat [J].

Clinical therapeutics, 2018, 40(10): 1638-1647.

[12] Petra C Vinke, Karlien A Blijleven, Milou H H S Luitjens, et al. Young children's sugar-sweetened beverage consumption and 5-year change in BMI: lessons learned from the timing of consumption[J]. Nutrients, 2020, 12(8): 2486.

[13] Matthew W Gillman, Sheryl L Rifas-Shiman, Silvia Fernandez-Barres, et al. Beverage intake during pregnancy and childhood adiposity[J]. Pediatrics, 2017, 140(2): e20170031.

[14] Klodian Dhana, Jess Haines, Gang Liu, et al. Association between maternal adherence to healthy lifestyle practices and risk of obesity in offspring: results from two prospective cohort studies of mother-child pairs in the United States[J]. BMJ, 2018, 362: k2486.

[15] Peter Dolton, Mini Xiao. The intergenerational transmission of body mass index across countries[J]. Economics & Human Biology, 2017, 24:140-152.

[16] Timothy J. Classen, Owen Thompson, et al. Genes and the intergenerational transmission of BMI and obesity[J]. Economics and human biology, 2016, 23: 121-133.

[17] Youfa Wang, Jungwon Min, Jacob Khuri, et al. A systematic examination of the association between parental and child obesity across countries [J]. Advances in nutrition (Bethesda, Md.), 2017, 8(3): 436-448.

[18] Marit Næss, Turid Lingaas Holmen, Mette Langaas, et al. Intergenerational transmission of overweight and obesity from parents to their adolescent offspring-the HUNT study[J]. Plos One, 2016, 11(11): e0166585.

[19] Bettina Hieronimus, Regina Ensenauer. Influence of maternal and paternal pre-conception overweight/obesity on offspring outcomes and strategies for prevention[J]. European Journal of Clinical Nutrition, 2021, 75(12): 1735-1744.

[20] Maria Adriana Cornelia Jansen, Geertje W Dalmeijer, Siti Rf Saldi, et al. Pre-pregnancy parental BMI and offspring blood pressure in infancy[J]. European Journal of Preventive Cardiology, 2019, 26(15): 1581-1590.

[21] Commercial foods for infants and young children in the WHO European Region. 2019.

[22] Ending inappropriate promotion of commercially available complementary foods for infants and young children between 6 and 36 months in Europe. 2019.

第四章

减糖而不是
零糖

...

前面的章节中，我们了解到减糖的概念，主要是指减掉"添加糖"。添加糖是一类无营养素密度、单纯提供能量的糖类。因此，减糖，减掉的是纯能量，但不会减这部分能量之外的任何营养素。

　　在探索减糖的实践中，我们面临诸多现实拷问：代糖真的能完美替代糖吗？为什么无糖饮料反而可能刺激食欲？当您深入了解糖的六大生理功能，以及焦糖化反应在烹饪中的不可替代性，就会明白完全戒糖不仅难以实现，还可能会矫枉过正。

　　本章通过剖析权威指南和最新研究，为您呈现一个辩证的结论：减糖的本质是优化饮食结构，而非陷入非黑即白的极端选择。

减糖会让人营养不良吗

在世界卫生组织（WHO）的官网上，对营养不良这个词条做了专门的定义及解释。根据WHO给出的定义，营养不良一词包括三类情况：营养不足，包括消瘦（相对身高，体重过轻）、发育迟缓（相对年龄，身高不足）、体重不足（相对年龄，体重过轻）；微量营养素缺乏或不足（缺乏重要的维生素和矿物质），或者微量营养素过量；超重、肥胖及饮食相关的慢性非传染性疾病（如心脏病、脑卒中、糖尿病和某些癌症）。

一个身高体重正常的成年人，全天饮食能量供给，主要来自这几方面：

❶ 粮谷类、薯类、水果、奶类、蔬菜中的各种可提供能量的碳水化合物。

❷ 奶及奶制品、蛋类、畜肉、禽肉、鱼虾及水产、豆类及其制品、坚果种子类的超出身体需要量的蛋白质。

③ 上述所有食物自带的脂肪，以及烹调过程中添加的油脂
　　所含的脂肪。

④ 添加进食物及饮品中的添加糖类。

　　因此，除非其他主要供能食物都不吃，否则，添加糖所提供的能量不可能成为饮食能量的主体。反过来不难理解，减掉添加糖提供的那部分能量，除了让全天能量摄入减少，并不会带来其他的健康影响。这对于一个体重超标的人而言，毫无疑问是帮助减重，也就是帮助远离营养不良，而不是增加营养不良的风险。

　　当然，如果一个人的体重已经很低，比如BMI＜18.5，且饮食非常不均衡，靠大量的添加糖来满足每天能量需求，那么，减掉来自添加糖的能量，确实会让这个人的体重变得更轻，会增加因体重不足而导致的营养不良的风险。但是换个角度看，一个本来就低体重的人，总体饮食能量摄入就不会太多，不多的能量中还有大量的添加糖——无营养素密度的糖类，那这个人的饮食必然存在营养素高的食物摄入不足的问题，本身就有存在多种营养素（比如蛋白质和微量营养素）摄入不足的可能性。这样的个体，更应该减糖，把无营养素密度的这部分能量让出来给营养素密度高的食物。换句话说，应该在减糖的同时，纠正严重不均衡的饮食。

　　因此，单纯站在减添加糖的角度谈减糖，是不会让人发生营养不良的。但是，如果误以为减糖就是减碳水化合物，是有可能增加营养不良的风险的。这也是为何本书强调减添加糖的同时适当控制精制碳水化合物，而不是减碳水化合物的原因。

2

糖并非一无是处

糖并不是人类的敌人。在人体的新陈代谢过程中，从单糖到多糖，都发挥着重要的生理功能。

① 提供和储存能量。
② 构成身体的组织及重要生命物质。
③ 节约蛋白质。
④ 抗生酮。
⑤ 解毒。
⑥ 增强肠道功能，维系肠道健康。

这六大生理功能，重要性不分伯仲。就连添加糖，以及建议控制的来自天然食物的、非额外添加的精制碳水（单糖、二糖和精白淀粉），都在承担这些功能。尤其是当身体因为摄入的碳水化合物不足，储存的糖原被用光，需要动用蛋白质和脂肪来维持生命时，一旦出现了低血糖，如果能迅速为身体补充糖类，尤其是可以直接被身体吸收的葡萄糖，可以快速升高血糖，减少因低血糖加重可能导致的认知障碍、视力模糊、癫痫发作、心搏骤停，甚至昏迷的风险。因此，对于有低血糖问题的朋友，我们总是会提醒他们随身携带水果糖，以备不时之需。

而对于患急性胃肠炎，呕吐腹泻症状严重导致脱水的患者，口服补液盐往往会被建议用来及时补充水分和电解质。口服补液盐都含有葡萄糖，目的也是帮助补充因为摄食受限可能发生的血糖水平下降。

长跑运动员，或者持续高强度运动1小时以上并伴随大量出汗，以及在高温环境中长时间从事较强体力活动（如消防队员、户外勘探工作者等）的朋友们，对于运动饮料都不会陌生。及时地、少量多次地补充运动饮料，对于这些因为大量出汗、体力消耗大，导致身体水分、电解质、能量流失明显的朋友们，可以有效避免协调力下降、动作迟缓、恶心烦躁、心动过速、呼吸困难、精神低落等情况的发生。运动饮料的配料中，一定有添加糖，且往往是葡萄糖和蔗糖，按照一定的比例调配，帮助及时有效补充体能消耗，维持血糖，节约蛋白质，保护肌肉工作能力。

除了上述生理意义，糖在食品加工业也扮演了重要角色。由于糖在口味、溶解性、结晶性、吸湿性、保潮性、渗透性、抗氧化性、黏度、焦糖化和美拉德反应（在烘焙食品表面形成焦糖色并产生特殊香味）方面具有一定的特性，因此被用作：

① 营养性甜味剂。

② 烘焙食品的着色剂和风味改良剂（美拉德反应）。

③ 改善食品的形态和口感，让口味太酸的食品酸甜适口，让含水量高的面包和蛋糕更加柔软蓬松，或让含水量低但含糖量高的饼干口感更硬脆。

④ 作为酵母的营养物质，促进酵母繁殖发酵。

⑤ 让面团更具有可塑性，外形美观，不易收缩变形。

⑥ 作为防腐剂，帮助抑制微生物生长繁殖，延长食品的货架寿命，家庭自制果酱、番茄酱等就是利用白糖防腐。

⑦ 增加食品的能量，帮助能量摄入不足或者存在低体重、营养不良等问题的人群及时获取充足能量，维持健康体重或实现体重增加。

⑧ 帮助装饰美化食品，比如蛋糕上的糖霜。

在家庭烹调菜肴的过程中，糖也发挥了重要的作用，比如川菜鱼香肉丝和宫保鸡丁这些美味菜肴的烹制，都离不开糖这个调料。如果没有了糖这种食材，所有酸甜口感的菜肴都将失去色彩。

3

我们能够做到零糖吗

如果这里的零糖指的是零添加糖，很显然，对于大多数人而言是很难做到的，也无须严格到零糖。毕竟，添加糖有其独特的意义和功能。并且，我们日常涉及的加工食品和家庭自制食物中，无法完全避免添加糖的涉足。

举个简单的例子来说明生活中随处可见、不可避免的添加糖。我们在做红烧菜肴的时候，往往会用到老抽，帮助肉类食物呈现出诱人的焦糖色。上色过程离不开焦糖化反应，形成的颜色也被称为焦糖色。除了红烧菜肴，面包店面包表皮和焦糖布丁等甜点表面略带焦香的棕褐色，很多人爱喝的可乐的颜色，等等，都是焦糖色。焦糖色的形成过程，叫作焦糖化反应。命名中有个糖字，实际也的确是有糖参与的一种化学反应。焦糖色和焦糖化反应是最能帮助大家透彻理解加工食物/食品很难实现零糖的概念的例子。

焦糖化反应是糖类物质在没有氨基化合物（也就是没有含氨基酸或蛋白质成分）存在的情况下，直接加热到熔点（一般是140~170℃）

以上时，逐渐变成深褐色物质的反应过程。这个过程中，糖类物质会脱水和降解，生成棕褐色焦糖；伴随糖的降解，还会生成独特的具有甜坚果味的香气。这个过程就是焦糖化反应。举个比较典型的例子，糖葫芦的制作过程：将白糖小火熬制变色，包裹在山楂或其他水果的外层，形成香甜的焦黄色糖衣。

焦糖是一种天然的着色剂，在食品工业中被广泛应用。咱们做饭用的很多调味料都添加了焦糖，比如酱油、醋、料酒、老抽、蚝油等。所以，用酱油、老抽帮助食材上色和增香，靠的主要就是其中添加的焦糖。此外，还有用焦糖制成的焦糖酱、焦糖糖浆等。下次去超市购买上述调味品的时候，你可以仔细阅读一下外包装上的配料表，看看里面有没有"焦糖色"或者"焦糖"字样，比如焦糖核桃仁、焦糖风味咖啡等。

不过，上述食品中的焦糖色也不完全是焦糖化反应的结果。当食物中含有蛋白质或者氨基酸成分的时候，同时还会发生另一种有糖参与的反应——美拉德反应。

虽然美拉德反应不是我们了解"很难做到零糖"的重点，但也跟大家顺便介绍一下。在有氨基酸（蛋白质的最小组成单位）存在的情况下，含有羰基（$—C=O$）的糖与含有氨基（$—NH_2$）的氨基酸在常温或者加热情况下，会发生缩合、聚合反应，生成类黑色素、芳香化合物等多种物质。这个反应过程就是美拉德反应，它同样会有食物色泽和香味的变化。所以，烤面包、爆米花、给红烧肉上色的过程中，焦糖化反应和美拉德反应是同时存在的。

由此可见，生活中很难做到零糖。除了焦糖化反应和老抽、蚝油、蒸鱼豉油类调味品，日常使用的很多调味品也含有添加糖。糖是我们生活中不可避免的物质，也正因如此，以世界卫生组织为首的各大官方组织，并没有建议人们必须完全杜绝糖的摄入，只是根据已有的证据，建议将每日添加糖的摄入量控制在一定范围内。

而如果零糖指的是零碳水化合物，那就更加不可能。在之前的篇章里我们说过，作为人体必需的一类营养素，碳水化合物发挥着诸多至关重要的生物学作用。且几乎所有的食物中都含有碳水化合物，只是多与少的差异。无论是就可能性，还是就必要性，权威的观点和指南建议都不支持将碳水化合物的摄入量苛刻地限制到有可能影响机体正常代谢的程度。

综上所述，糖是我们的餐桌上、厨房里常见的调味品，也是食品工业离不开的添加剂，难以完全避开，也无须严格禁食。减糖不意味着必须零糖，按照权威指南建议合理摄入，避免超量，就能一边享用它给我们带来的便利，一边避免它可能制造的伤害。

权威指南这样建议

　　世界卫生组织（WHO）于2015年颁布了关于成年人及儿童每日游离糖（英文表述为free sugar，也就是我们说的添加糖）摄入量的指南。指南建议：每一个人，终生都应减少游离糖的摄入；无论成年人还是儿童，都应将每日的游离糖摄入量减少至低于全天总能量摄入的10%；在上述基础上，进一步将游离糖的摄入量降低到低于全天总能量摄入的5%。

10%和5%分别是什么概念呢？

　　按照中等身材日常体力活动量来估算，一个人全天的能量需求为2000 kcal，10%为200 kcal，相当于50 g糖可以提供的能量；5%为100 kcal，相当于25 g糖可以提供的能量。具体量化一下这个数字：25 g糖相当于6茶匙的糖，或者5小袋咖啡伴糖，或者5.5块方糖的量。50 g糖在这个基础上乘以2。针对体重没有成年人大的孩子们，这个限量会更低。折算过来，大概是如下的量：

❶ 4~6岁，每天添加糖摄入量不超过19 g。

❷ 7~10岁，每天添加糖摄入量不超过24 g。

❸ 11岁以上，每天添加糖摄入量不超过30 g。

❹ <4岁，虽然没有数据，但在上一章最后一节中，WHO建议3岁以下婴幼儿及儿童食品，必须零糖。

世界卫生组织还给出了下述细节性的解说和评论：

游离糖包括制造商、厨师或消费者添加到食品和饮料中的单糖和二糖，以及蜂蜜、糖浆、果汁和浓缩果汁中天然存在的糖。

游离糖摄入量较少的国家，不应增加摄入量。摄入较多的游离糖除了显著增加能量摄入外，并不能提供任何特定营养素，会损害膳食的营养质量。

只要增加或减少游离糖的摄入，不论量多量少，都会导致体重的改变。因摄入游离糖导致的体重超重，源于能量摄入过剩。

建议将游离糖摄入量限制在低于总能量摄入量的10%，这是基于对龋齿的观察性研究。

建议将游离糖摄入量进一步限制在低于总能量摄入量的5%，这是基于生态学研究。研究发现，当游离糖摄入量低于总能量摄入量的5%时，游离糖摄入量与龋齿之间存在正的剂量-反应关系（即，游离糖摄入量越多，龋齿发生率越高）。而近期的分析研究发现，龋齿对健康的负面影响从儿童期开始累积至成年期，是终生暴露于膳食危险因素的结果。儿童期患龋齿的风险如果可以减少哪怕一点点，对之后的生活都将意义重大。因此，为了尽可能降低患龋齿的终生风险，应尽可能减少游离糖的摄入。

没有证据表明将游离糖的摄入量减少到低于总能量摄入量的5%是有害的。

在特定年龄接触氟化物虽然有助于降低龋齿的发生率，并推迟空洞的形成，却并不能完全阻止龋齿的发生。在接触氟化物的人群中，龋齿仍在继续形成。

但凡有其他选择，都不应通过摄入游离糖来帮助能量摄入不足的人增加能量摄入量。

上述建议不适用于需要膳食治疗的个体，包括因中重度急性营养不良需要营养干预的人。

了解完WHO的建议，我们再来看看中国营养学会2022年4月26日更新的《中国居民膳食指南（2022）》是如何建议的：控制添加糖的摄入量，每天不超过50 g，最好控制在25 g以下。一目了然，我们中国的膳食指南中，针对游离糖摄入限量的建议，与世界卫生组织相同。我们再来看看大力倡导通过减少游离糖的摄入来降低心血管疾病发生风险的美国心脏协会（AHA）对游离糖摄入限量的建议：

❶ 男性每天不超过36 g，相当于9茶匙，供能150 cal。
❷ 女性每天不超过25 g，相当于6茶匙，供能100 cal。

需要提醒大家注意的是，看上去没有多少量的25 g糖的推荐限制摄入量，不仅仅是我们在喝咖啡、做饭、抹果酱给面包的时候肉眼可见的添加糖的量，还包括了我们未曾注意，但已经存在于加工食品、饮料、果汁、调味料中的添加糖的量。

5

减糖可以使用代糖吗

上一节中说糖很容易超标使用，那我们用代糖可以吗？首先，我们需要对代糖的概念及分类有基本的了解。能够让我们感受到甜味的添加剂，统称甜味剂，具体又分为两类。添加糖属于添加糖类甜味剂。大家所说的代糖属于非添加糖类甜味剂，也称人造甜味剂（以下简称甜味剂）。这两大类甜味剂分别包括以下这些具体品种：

❶ 营养性甜味剂，主要是指各种糖醇，比如木糖醇、赤藓糖醇、麦芽糖醇等，它们没有蔗糖甜，热量也比蔗糖低，但依然是会产生热量的（不同品种的热量不同），并非"零热量负担"。并且，超量摄入糖醇类，容易导致腹胀腹泻等不适反应，尤其是儿童。

❷ 非营养性甜味剂，共同特点是：没有热量，或者因甜度超高用量极少，因此热量可以忽略不计。成员包括糖

精、安赛蜜、阿斯巴甜、三氯蔗糖、阿力甜、甜菊糖苷
和罗汉果甜苷等。

越来越多的人知道吃太多添加糖会胖，以及会增加多种慢性疾病
的发生风险。在美味与伤害之间，何去何从？这是一道让不少甜味爱
好者心力交瘁的选择题。毕竟，就算是侥幸觉得慢性病不一定会发生
在自己身上，但在面对扣不上扣子的衣裤时，烦恼多少还是有的。

代糖，就像横空出世的英雄，及时解救了在选择题答案中左右
摇摆纠结不定的人们。于是，我们不难发现，各种原本是需要添加
糖增甜的食品饮料，再似乎一夜之间冒出来无数它们的"零糖复刻
版"。从糕点到乳制品，到各种加工小食品，都在开辟自己的"零添
加糖"品类。零糖饼干、零糖咖啡、零糖蛋糕、零糖饮料，甚至零糖
巧克力，如雨后春笋般充斥了市场，极大程度地满足了人们对甜味的
渴求。

然而研究证实，无论是哪种代糖，虽然不会产生热量或者产生的
热量相较于添加糖更少，却并不能带来天然糖给人体的满足感，甚至
还会提高大脑对甜味的偏好临界值（或者说是阈值），降低人体对甜
味的敏感度。所以，代糖不仅不能降低我们对甜味的喜爱与痴迷，反
而会刺激我们的食欲，让我们吃得更多，更容易发胖。机制如下：

我们舌上的味蕾在尝到甜味后，身体本以为能得到糖类带来的血
糖的上升和能量的获取。然而，由于摄入的是零热量或低热量的人造
甜味剂，并不会迎来真正的糖类和能量带给身体的"代谢冲击"。于
是，这种"假甜"很快就会被我们聪明的身体识别。一旦发现上了

"假甜"的当，大脑里的"奖励中枢"就会自动调整和校准，驱使身体发出觅食信号，让我们想要获取更多的食物。当然，若缺乏自制力，我们很可能会在大脑的控制下开心地吃吃喝喝，直到大脑觉得"满足了"并发给我们"可以停嘴"的信号……最终的结果一目了然，那就是我们变胖了。

可别小看了大脑里的"奖励中枢"，它是个"权力部门"，在甜味这件事上，它负责将感觉到的食物甜度和身体对能量的摄入量联系在一起。一旦它检测到甜味，但没有检测到实际有能量进入身体，它就会想办法让真实的糖类显得更加可口诱人，从而驱动食物摄入量的增加——这实际上是饥饿反应的一部分，让我们在饥饿的时候觉得食物更加美味。也正因如此，你会发现：喝完无糖饮料或者吃完无糖点心，总觉得"意犹未尽"。

这种效应在孕妇身上表现得更为明显：如果孕妇在孕期摄入过多甜味剂，上述效应会让胎儿出生后对甜味更"向往"！这一结论，被2019年发表在高影响因子国际著名医学期刊*British Medical Journal*（BMJ）的一篇综述性研究确证。该研究应世界卫生组织的需求，为制订有关非营养性甜味剂（以下简称NNS）使用的相关指南提供循证信息。学者们在对13941项研究进行筛选、比较、分析后，最终得出的结论是：非添加糖类甜味剂并不能圆诸位"狂吃甜也能不长胖"的美梦，因此，它们的健康意义可能只是个泡沫。

> 代糖不仅救不了体重，还会引发其他问题。研究陆续发现和证实，在摄入一定量的情况下（限量并不大，有些研究

中只需超过2罐零糖饮料），NNS会增加肥胖、糖尿病、心血管疾病、脑卒中、女性蛋白尿的发病风险，并增加抑郁症和痴呆的发病率……其机制比让人体摄入更多食物更复杂。

2020年，发表在《美国心脏病学会杂志》（JACC）上，共纳入10万余名受试者，随访达10年之久的队列研究，分析了受试者饮食中含糖饮料（添加糖含量≥5%，包括软包装饮料、糖浆、100%纯果汁及果汁饮料）及零热量非营养性甜味剂饮料（含有如阿斯巴甜、三氯蔗糖、甜菊糖苷等非营养性甜味剂，热量为零）对他们心血管疾病发生风险的影响。在调整校正了其他影响因素（比如吸烟、超重/肥胖、体力活动、合并疾病及其他饮食因素等）后，研究发现相比于既不喝含糖饮料也不喝零热量非营养性甜味剂饮料的消费者：

❶ 喝含糖饮料最多的受试者（中位数为每天185 mL，相当于半瓶饮料的量），心血管事件发生风险升高20%。

❷ 喝零热量甜味剂饮料最多的受试者（中位数为每天176.7 mL），心血管事件发生风险升高32%。

❸ 代糖甜味剂饮料并不是对心血管健康安全的选择。

我们再来看一篇发表于美国糖尿病协会旗下《糖尿病护理》期刊上的，来自哈佛大学携手我国复旦大学和华中科技大学的研究结果。该研究对近20万人追踪超过20年，首次观察碳酸饮料、果汁、代糖（非营养性甜味剂）等甜饮料摄入量的长期变化与2型糖尿病的关联。

结果显示，无论参与者体形胖还是瘦，无论喝的是含糖碳酸饮料、果汁还是代糖饮料，都会增加2型糖尿病的发病风险。将含糖饮料改为零热量/低热量代糖饮料，并没有改变2型糖尿病的发生风险。事实上，最有效避免2型糖尿病发生风险的措施，是戒掉甜饮料！当"甜味爱好者"将含糖饮料改成白水、咖啡、茶或低脂牛奶后，接下来4年中的2型糖尿病发生风险降低了2%～10%。

2022年8月，发表在国际著名学术期刊《细胞》上的，来自以色列魏茨曼科学研究所的重磅研究，通过对人和实验动物的双重研究，告诉我们一个令人意外的发现：代糖，也会让一部分健康人的血糖升高！而且，对人体血糖反应的不良影响，是通过改变肠道微生物环境（也就是肠道菌群）来实现的。

所以，对于一部分糖尿病患者而言，人工甜味剂对血糖并非"零风险"，相反，极有可能是不友好的。

2022年4月，发表在Plos Medicine期刊上的来自法国巴黎第十三大学营养流行病学研究实验室（EREB）的Charlotte Debras团队的一项纳入102865名成年人的队列研究还得出这样的结论（但还不能确证定论因果关系）：大量摄入NNS，尤其是阿斯巴甜和安赛蜜，能将乳腺癌的发生风险升高22%，并将所有以肥胖为诱因的癌症如结直肠癌、胃癌、肝癌、食管癌、卵巢癌、前列腺癌等的患病风险升高15%。

这项研究最令人叫好的设计点是，同时将NNS和添加糖的影响做了对照。结果发现，不论代糖还是添加糖，都会增加癌症、肥胖以及肥胖相关癌症的风险，摄入量与癌症的风险程度都呈正相关——摄入越多，癌症风险越高，且代糖与添加糖在促癌方面的贡献度并无太大差异。无论摄入哪一类，对上述癌症风险的影响程度都差不多。

我们需要明白一个道理：脱离剂量谈毒性，是不够客观的。偶尔使用而非天天摄入代糖，将摄入量控制在较低范围内，其实不必过虑。但如果天天依赖，恐怕是要引起警惕的。可以简单总结成以下几条：

① 太多的添加糖不利于健康。

② 糖尿病患者，少量选择非添加糖甜味剂饮料替代含糖饮料，显然是可以避免因含糖饮料导致的血糖波动的。

③ 在均衡饮食、全天热量摄入≤能量消耗的前提下，少量使用非添加糖类甜味剂来替代添加糖，或会促进减肥，改善机体代谢状况，甚至还能有效保护机体免于感染期间的损伤。

④ 对于有减重或血糖控制需求的人群而言，含非添加糖类甜味剂的"无糖食品"≠低热量≠不升高血糖，仔细看外包装上的营养成分表，再与普通产品比较一下，就会发现：热量真的并不低。虽然少了添加糖，脂肪的含量往往反而更高——各种无添加糖糕点就是典型的例子。

⑤ 相对于添加糖的直接明确的危害，"非添加糖类甜味剂的健康隐患"还只是初步证据，我们可以视为"潜在可能"，但没必要谈之色变。毕竟，国家对此是有严格管控的，食品添加剂在严格遵守国家卫生法规相关使用范围和使用量的前提下，是安全的。

❻ 不同非添加糖类甜味剂的健康效应有差别，在没有最终
　　定论之前，既不要以点概面，全盘否定，也不要大大咧
　　咧、随意大量摄入。偶尔为之，浅尝辄止，就算有可能
　　有潜在问题，也不至于吃出大问题来。

特别提示：非添加糖类甜味剂绝对不可用于婴儿配方食
品，也不可以给婴幼儿及儿童食用！

此处，想引用美国心脏协会（AHA）的观点作为我们的指导方
向：虽然FDA批准使用的非添加糖类甜味剂"基本上是安全的"，且
用它们替代添加糖，有助于减少来自添加糖的摄入量，帮助维持健康
体重，可以让糖尿病患者既能喝到甜味饮料又能避免血糖波动。但
是，一来这些非添加糖类甜味剂毕竟是没有营养价值的（虽然零热
量或低热量，但也不能提供任何维生素或矿物质）；二来，我们并不
能确定人们会因为饮/食用了无糖饮料或食物而确保每天摄入更少的
热量。我们唯一可以确定的是减少膳食中添加糖的摄入量是对健康
有益的。

本章参考文献

[1] Lin Shuyong, Zhang Chensong, Lin Shengcai. Carbohydrates: not all that bad?[J]. Cell Metabolism, 2018, 28(5): 671-672.

[2] 中国营养学会. 中国居民膳食指南（2022）[M]. 北京：人民卫生出版社，2022.

[3] Ingrid Toews, Szimonetta Lohner, Daniela Küllenberg de Gaudry, et al. Association between intake of non-sugar sweeteners and health outcomes: systematic review and meta-analyses of randomised and non-randomised controlled trials and observational studies[J]. BMJ, 2019, 364: k4718.

[4] Alexandra G Yunker, Jasmin M Alves, Shan Luo, et al. Obesity and sex-related associations with differential effects of sucralose vs sucrose on appetite and reward processing: a randomized crossover trial[J]. JAMA Network Open, 2021, 4(9): e2126313.

[5] Charlotte Debras, Eloi Chazelas, Laury Sellem, et al. Artificial sweeteners and risk of cardiovascular diseases: results from the prospectiveNutriNet-Santé cohort[J]. BMJ, 2022, 378: e071204

[6] Ingrid Toews, Szimonetta Lohner, Daniela Küllenberg de Gaudry, et al. Association between intake of non-sugar sweeteners and health outcomes: systematic review and meta-analyses of randomised and non-randomised controlled trials and observational studies[J]. BMJ, 2019, 364: k4718.

[7] Drouin-Chartier Jean-Philippe, Zheng Yan, Li Yanping, et al. Changes in consumption of sugary beverages and artificially sweetened beverages and subsequent risk of type 2 diabetes: results from three large prospective U. S. cohorts of women and men[J]. Diabetes care, 2019, 42(12): 2181-2189.

[8] Jotham Suez, Yotam Cohen, Rafael Valdés-Mas, et al. Personalized microbiome-driven effects of non-nutritive sweeteners on human glucose tolerance[J]. Cell, 2022, 185(18): 3307-3328.

[9]   Charlotte Debras, Eloi Chazelas, Bernard Srour, et al. Artificial sweeteners and cancer risk: Results from the NutriNet-Santé population-based cohort study[J]. PLoS Medicine, 2022, 19(3): e1003950.

第五章

减糖，
从减少这些
食品开始
…

上一章中，跟大家科普了世界卫生组织（WHO）对成年人及儿童每日添加糖摄入量上限的建议。按照每天2000 kcal能量需求，全天添加糖的摄入量应至少低于50 g，且最好能够进一步控制在25 g以下。25 g相当于5.5块太古方糖（每块方糖含糖量约为4.5 g）或5袋咖啡伴糖的量，50 g相当于11块太古方糖或10袋咖啡伴糖的量。

　　我们看看生活中添加糖含量远远超过这两组数字的食品/饮料有哪些，以及超出量有多惊人。

含糖量惊人的食品，你吃了多少

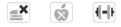

第一类 瓶装含糖饮料

常见的瓶装含糖饮料，大致可以分为七大类：碳酸饮料类、茶饮料类、调味果汁饮料类、功能饮料类、乳酸菌饮料类、奶茶咖啡类、运动饮料类。

第二类 奶茶

理论上奶茶应该归于第一类，但市面上现做现销售的奶茶与瓶装饮料不同，外包装中没有任何配料信息或营养标签信息。

2017年，上海市消费者权益保护委员会专门组织过一次现制现售奶茶的比较试验，在上海市内的27家奶茶铺购买了奶茶样品共计51件，基本上涵盖了市场上主流的现制现售奶茶品牌的产品。结果发现，不少产品都存在着添加糖含量过高的健康风险。在这51件奶茶样品中，正常加糖的奶茶有27件，标称无糖的奶茶20件。检测结果显示，27件标称正常加糖的奶茶的平均含糖量为每杯33 g，相当于平均每杯加入了7块方糖。而其中含量最高的一杯丝袜奶茶，单杯含糖量高达62 g，相当于加入了将近14块方糖；含糖量排名第二和第三的来自另外两个不同品牌的奶茶，单杯含糖量分别为52 g和51 g，相当于加入了11块方糖。也就是说，1杯奶茶的含糖量妥妥超过WHO和膳食指南建议的每天50 g的上限。

外加这些奶茶中的脂肪含量也不低，每一杯都是热量"小炸弹"。51杯奶茶样品的热量在510～2780 kJ/杯之间，平均热量大约为1209 kJ/杯。这是个什么概念呢？按照一个中等身高成年男性每日推荐摄入9405 kJ能量（即2250 kcal/日）计算，能量最高的一杯奶茶可提供全天所需能量的30%；按照女性每日推荐摄入7524 kJ能量（即1800 kcal/日）计算，能量最高的一杯奶茶所提供的能量占全天所需的36%。

单就能量的供给而言，一杯奶茶就承包了一顿正餐的能量！但奶茶中其他的营养成分寥寥无几，除了添加糖、奶油/奶精、很少量的蛋白质、咖啡因，几乎别无他物，是典型的高能量低营养素密度的饮品。有了这些数字的佐证，大家应该能明白为何要把奶茶单独列出来强调了。你从这些所谓的低糖甚至无糖奶茶中，究竟收获了多少风险？类似的结果在我国其他城市的抽样检测中也都被发现了。

第三类 果汁

水果不是健康食物吗？不是能补充维生素C和膳食纤维吗？不是建议多吃水果吗？喝果汁就等于多吃水果，怎么又不对了呢？其实，很多人对水果和果汁的认知，都存在以下的误区。

① 误以为果汁比完整水果好。

② 误以为维生素C多多益善。

③ 误以为鲜榨果汁或100%纯果汁不含添加糖所以更健康。

④ 误以为多吃水果类食物可以助消化，从而帮助减肥。

首先，维生素C不是多多益善，我们普通成年人每天维生素C的需求量为100 mg，正常饮食完全可以满足这个需求量。除非一点蔬菜水果都不吃。而《中国居民膳食指南（2022）》对健康成年人每日水果摄入的建议量为200～350 g，即4～7两。

制作一杯果汁，往往需要两个以上中等大小的水果。但凡自己在家做过鲜榨果汁，或者在商超的自助橙汁制作机上买过橙汁的人，都知道小小一杯200 mL的果汁，绝对是浓缩出来的精华。而这杯浓缩液里，除了维生素C，还有大量从破裂的水果细胞中释放出来的糖分，属于世界卫生组织定义中的游离糖。所以，它在帮助你获取更多维生素的同时，也毫不吝啬地让你喝下大量糖分。

通过果汁摄入糖分与通过完整水果吃进糖分最大的区别在于：完整水果需要通过牙齿的咀嚼，胃的搅拌，在肠道内进一步消化，逐渐将果肉细胞中的糖分释放出来，再被人体消化吸收；而果汁，已经替牙齿和胃完成了前面的工作，初步消化所需的时间被大大缩短。更何况，液体咕咚咕咚就能喝下肚，让本来就被提前释放的游离糖更加迅猛地冲向肠道被吸收。就算鲜榨果汁保留了一部分果肉，相比于需要咀嚼的完整水果，依旧是"预处理"好的精加工状态，就像把一餐的食物都打成糊糊状态的匀浆，大大减少了胃内消化的负担和时间。这也是为什么相比于吃完整水果，喝完果汁以后血糖上升速度快很多的原因。

果汁中的糖类，主要包括三种：蔗糖、果糖、葡萄糖。而这三种糖，刚好就是我们一直在强调的添加糖。这也就不难理解，为何世界卫生组织将果汁中的糖列入需要被限制的游离糖的范畴了。

一杯果汁中，能含多少糖呢？以鲜榨橙汁为例，一个中等大小的橙子，热量约130 kcal，一杯200 mL的橙汁，至少需要3~4个橙子，那就是400~500 kcal的热量。这份热量值，对于一个中等身材、体重60 kg左右、日常体力活动的女性来说，是她全天能量需求的1/3左右，相当于一顿正餐的热量。就算是只用两个橙子，也直接完成了膳食指南建议的一天的水果量。

我们再来了解一下市售的瓶装100%纯果汁的情况。这类果汁，往往没有自家鲜榨的那么浓稠，所以热量也会相对低一些。每100 mL的热量在50 kcal左右（品种品牌不同，这个数值上下会有一些浮动）。按照我们最常饮用的量来计算，饮用不同的量所摄入的热量不同。200 mL（一次性纸杯的量）：100 kcal；300 mL：150 kcal；500 mL：250 kcal。

> 换算成世界卫生组织定义的游离糖，大概是下面的量：200 mL果汁 = 25 g白糖 = 5.5块方糖；300 mL果汁 = 37.5 g白糖 = 8块方糖；500 mL果汁 = 62.5 g白糖 = 14.5块方糖。

如此看来，单就含糖量而言，是不是也并不比碳酸饮料和奶茶好多少，甚至可以说其实并无差异。

第四类　甜点和冰激凌

糖有令人心情愉悦的生理效应。也正因如此，很多朋友在压力大的时候，会忍不住吃糖果、甜品、巧克力、冰激凌。大家通常会觉得，甜品糕点吃起来那么甜，含糖量一定比饮料高。其实还真不一定。完全要看是哪类甜点，以及制作的人加入多少添加糖。一般情况下，原材料口味偏苦或偏酸的，加糖量会更多，比如巧克力蛋糕。毕竟，喜欢低糖高可可浓度黑巧克力的人是相对少数的人，大多数人还是会对口感更甜美的巧克力食品的接受度更高。因此，同样是蛋糕，一块巧克力蛋糕或一块柠檬挞含添加糖的量大概在30 g，而一块奶酪蛋糕的含糖量可能只是前者的一半。巧克力也同理，就算黑巧克力是所有巧克力品种中含糖量最低的，但就75%左右的黑巧克力而言，添加糖的量也能达到将近30 g/100 g。所以，除非是99%～100%的黑巧克力，否则添加糖的量不会太低。

此外，水果成分含量高的甜点，因水果自带简单糖的量不可忽略，所以制作成甜品后的游离糖的量（包括水果自带的和添加进甜品里的添加糖）可能会偏高。比如，一块榴莲蛋糕含添加糖的量往往比普通蛋糕更高。

众所周知，冰激凌中添加糖的含量是不低的。但是它们受制作工艺和口味差异的影响，添加糖的量跟甜品一样，会有较大差异。

总体来说，这类食品含糖量不会太低，偶尔吃点儿无妨，但每天吃或大量吃，是不建议的。

第五类 蜂蜜

　　蜂蜜这种传统的美食，被很多人用来冲水"润肠"或者作为佐餐调料，用于涂抹面包、搭配早餐谷物、制作烘焙甜点等。还有人因坚信蜂蜜具有"排毒养颜"的功效，将其作为每日口服的"保健品"。暂且不去讨论蜂蜜是否能够排毒养颜，只说蜂蜜的主要营养成分。一个字：糖！

　　根据《中国食物成分表》及美国农业部食物数据库里的数据，蜂蜜的主要营养成分为糖，糖占蜂蜜总重量的80%左右（不同蜂蜜产品的具体含量会稍微有一点差别），其次是水。而大家高度关注且为此购买的其他营养成分如蛋白质、氨基酸、维生素、矿物质、抗氧化物质（如黄酮类、酚酸类）等，加起来才只占蜂蜜成分的0.5%~1%。蜂蜜中的糖主要为果糖和葡萄糖，其次是一些双糖。不论就所含糖的种类还是总糖量，蜂蜜都无疑属于添加糖大户。在同样100g的前提下，蜂蜜的含糖量只比白糖少不到20%。

第六类 红糖、冰糖、黑糖

　　这些糖的含糖量都接近100%。红糖因为所含杂质多一些，含糖量会比冰糖和白砂糖稍微低一点。对于喜欢喝糖水或者喜欢自制甜品加这些糖的朋友，都应该计算日常添加糖的摄入量。

第七类 果脯蜜饯

　　果脯蜜饯是我国的传统食品。在传统的果脯蜜饯加工工艺中，添加糖的量会因水果自身口味的酸甜度不同而有差异。如今伴随大家对添加糖与龋齿、肥胖认知度的深入，逐渐出现低糖果脯蜜饯，但终归是有添加糖和蜂蜜的参与。因此，尽管最终成品的总糖含量有差异，但往往也是不低于30%的；而传统加工方式制作后的总糖含量接近60%，毫无疑问是添加糖的大户。

当然，你也可以选择无添加糖的果脯蜜饯。但是，还是那句话，原材料是水果，水果中自带游离糖的量着实不少，做成果脯蜜饯后，水分被干燥得所剩无几，水果自带糖量被大大浓缩，同样量的葡萄干的含糖量是新鲜葡萄的4倍。如果直接吃新鲜的杏子，你可能一次性吃一小把，但换成杏脯的一小把，就是鲜杏的三五倍的量。且对于无添加糖的产品，会用到前面说过的无营养性甜味剂，多食无益。所以，仍需适可而止。

第八类 冲调饮料类

速溶三合一咖啡粉、速溶奶茶粉、果味饮料粉等，都含有大量的添加糖，否则就没办法制造出诱人的口味；原理与瓶装饮料和奶茶非常相似。以速溶三合一咖啡粉为例，一小袋就能含十多克糖，一天两袋下来，直接达到了25 g的限量。

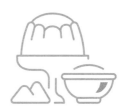

2

高糖食品帮我们长胖的"幕后"机制，
不只是糖的能量

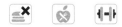

2022年8月，著名的高影响因子期刊《自然》（*Nature*）发表了一篇关于进食果糖与肠道上皮细胞存活率的研究，结果有点让人意外：果糖在体内的主要代谢物1-磷酸果糖，会增加肠道绒毛长度和提高营养物质的吸收！也就是说，果糖能让体重和体脂量增加更明显，也就是更容易使人长成个胖子！

小肠绒毛是什么？为何跟长胖有关？我们的小肠，是身体消化吸收食物中营养物质的最重要部位，来自食物中的氨基酸、糖、脂肪酸、脂溶性维生素、钙、铁、镁等，都是在小肠段被吸收的。小肠内壁长了很多像绒毛一样的凸起，它们长成这样的主要目的是增加小肠的吸收面积，在有限的空间内帮助小肠尽可能大地发挥吸收营养的功效。小肠绒毛能把小肠的吸收面积增加近600倍！

所以，小肠绒毛的长度越长，对来自食物的营养素的"抓取"能力越强，小肠的吸收能力就越强大。说白了，也就越能帮助体重增加和脂肪积累。

读懂它，轻松绕过高糖食品

按照我国现行的《食品安全国家标准　预包装食品标签通则》（GB 7718—2011）和《食品安全国家标准　预包装食品营养标签通则》（GB 28050—2011）的规定，所有预包装食品（也就是有外包装的食品饮料），必须在外包装上印有营养标签。营养标签包括了配料表、营养成分表、营养声明、营养成分功能声称等内容。但凡没有营养标签的预包装食品，都属于违规产品。

配料表部分我们需要掌握的知识是，按照法规，各种配料应按制造或加工食品时加入量的递减顺序一一排列；加入量不超过2%的配料可以不按递减顺序排列。而如果某种配料是由两种或两种以上的其他配料构成的复合配料（不包括复合食品添加剂），应在配料表中标示复合配料的名称，随后将复合配料的原始配料在括号内按加入量的递减顺序标示。

营养成分表中有以下几项强制标示内容。

1. 能量、4种核心营养素（蛋白质、脂肪、碳水化合物、钠）的含量值及其占营养素参考值（NRV）的百分比，即"1+4"原则。

2. 对"1+4"以外的其他营养成分进行营养声称或营养成分功能声称时，在营养成分表中还应标示出该营养成分的含量及其占营养素参考值的百分比。简单理解就是，要想声称产品有某种营养素，那就必须先标示。例如，要想声称产品"无糖"，就必须在营养成分表中将相应的营养成分按照本标准的要求标示出来，且其含量必须满足GB 28050—2011中营养声称的条件和要求。

3. 使用了营养强化剂的预包装食品，在营养成分表中还应标示强化后的食品中该营养成分的含量值及其占营养素参考值的百分比。这可以简单理解为：要想强化，就必须标示。

4. 食品配料含有或生产过程中使用了氢化和/或部分氢化油脂时，在营养成分表中还应标示出反式脂肪（酸）的含量。

其中，上面那"1+4"，一般是基于每100 g该食品或每100 mL该饮料的数值。很多产品还会同时标示每份或每包这5个成分的数值。

怎么知道自己买的食品饮料的含糖量呢？首先，在现行的国家标准中，糖算作二级标示，不算强制标示的内容，所以不一定会在营养成分表中出现。正在征求意见的"升级"版通则中，有可能会强制标示。对于标示了糖的产品，这个量会出现在碳水化合物这个强制标示的营养素的下面。在现行常识中，碳水化合物是糖、寡糖、多糖的总称。而糖指的是食品中的单糖、双糖之和（不包括糖醇），特指食品中葡萄糖、果糖、蔗糖、麦芽糖的总和。

我们可以学到几点知识：

① 在配料表中，由于各配料成分按含量由多到少罗列，所以看糖所处的位置，就能大致判断出糖的添加量是多还是少。

② 在营养成分表中，看糖这一项的值，值越高，表示每100 g或每100 mL，或每份/每包中添加糖的量越多。

③ 如果配料表中糖的位置比较靠前，而营养成分表中并没有标示出糖的具体克数，又想精确判断添加糖的量，也可以找到配料表中没有添加糖的同类产品的营养成分表作比较（现在很多产品都会强调自己没有添加糖，所以不是很难找），找到碳水化合物那一项的值，用有添加糖的产品的碳水化合物的克数减去没有添加糖的另一个产品的克数，差值基本上就是添加糖的量了。

以酸奶为例。如果一款酸奶没有声称自己是无添加糖酸奶，且配料表里标示了添加糖，那它的营养成分表中的碳水化合物的值一定是食材原料自身所含的碳水+添加糖的总量，这个值有可能是10 g/100 g。我们再找来另一款没有添加糖的酸奶，先在配料表里确定没有添加糖，再在营养成分表里找到碳水化合物的值，这个值常常是5 g/100 g左右。然后，用10-5，得出来的5 g的量，就是有糖酸奶中每100 g含添加糖的量。

总结起来就是下面这个公式。

标示的碳水化合物含量-5%=添加糖量（%）

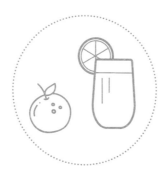

那些一不小心就吃过量的"隐性糖"

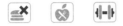

　　生活中，有一些食品吃起来没什么明显的甜味，其实含有一定量的添加糖，有些甚至含量还很高。这类不容易被看见和品尝出来的糖，我们称之为隐性糖。这里给大家介绍一些常见的藏匿隐性糖的食物。

第一类 烘焙食品

　　大家熟知的烘焙食品包括饼干、糕点和面包类。大多数烘焙食品，尤其是面包类，口感都不是很甜，甚至完全感觉不到甜味。因此容易被认为不含糖，或者含糖量很低。但烘焙食品的松软，往往需要借助白砂糖的参与，帮助促进酵母发酵，哪怕是咸味的也是如此。

　　总体来说，市面销售的饼干类食品，总糖含量范围在 2.5~30 g/100 g，其中威化饼干和夹心饼干总糖含量较高，发酵类饼干总糖含量较低；面包类食品，总糖含量范围在8~20 g/100 g，总体上呈现出夹心面包＞面包棒＞全麦面包＞切片面包；糕点类食品，总糖含量范围在10.5～20 g/100 g，其中冷加工糕点和热加工糕点的总糖含量高于西点蛋糕。

这些产品中添加的糖，有葡萄糖、果糖、蔗糖、乳糖、麦芽糖，也算是种类齐全了。我们吃这类食品的时候，很容易停不下来，吃着吃着就吃进肚里超量的添加糖。

第二类 燕麦片、早餐谷物类、冲调粉类和即食粥

很多燕麦片、早餐谷物类和冲调粉类（比如五谷粉、芝麻糊、核桃粉、豆浆粉等）食品，虽然以粗杂粮、全谷类、豆类和坚果类为主打卖点，看上去比较健康，但同时也是含糖大户。为了改善这些谷类、豆类粗糙的口感和谷类、豆类特有的"腥气"，商家一般都会额外添加大量的葡萄糖、果糖、蔗糖和麦芽糖等。所以，选购前一定要看一下营养成分表。

第三类 乳及乳制品

这类产品的总糖含量范围在6～45 g/100 g（mL）。纯牛奶一般是不会额外添加糖的，但有些"调味乳"中会额外添加糖或果汁。酸奶制品是乳类中添加糖含量最高的一类。有些是直接添加单糖和二糖，有些则通过添加果酱、果粒、果汁的形式。总糖含量常常在14～18 g/100 g。

总体来说，乳及乳制品的含糖量排序为：添加有果粒/果酱的风味发酵乳＞添加有果粒/果酱的风味酸乳＞原味风味发酵乳＞原味风

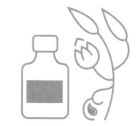

味酸乳＞牛乳＞舒化奶。所添加的糖，主要是蔗糖、乳糖、果糖、葡萄糖，某些乳粉中会添加少量麦芽糖。值得一提的是甜炼乳，其糖含量高达45%，可谓名副其实的高糖乳制品了。

第四类 水果罐头和果酱

这一类，不用说都知道，一定会含有添加糖，且一定不会少，否则实现不了帮助一些水果改善"熟制"后的偏酸口感的目的。这类产品里添加的糖以葡萄糖和果糖为主。

第五类 其他零食

其他零食比如牛肉干、猪肉脯、鱼片、甜咸味的干果、奶片等，就不一一列举了。这些吃起来不一定能尝出明显甜味的零食，往往含有大量的添加糖，以帮助产品松软、易保存、口感愉悦。以五香味牛肉干为例，含糖量可以达30 g/100 g，相当于6~7块方糖。而薯片的含糖量为9~10 g/100 g，相当于2块多的方糖。购买零食前请仔细阅读食品标签。

第六类 家常菜

糖醋口味家常菜的灵魂调料，必有糖、醋、盐。代表菜肴有红烧肉、鱼香肉丝、宫保鸡丁、糖醋排骨、番茄炒蛋等。很多凉拌菜的调味也离不开糖，比如很多饭店的大拌菜就是明显的酸甜口拌料。如果家里人不是每道菜都要甜口，偶尔使用添加糖烹调也无妨，但是，如果对甜口太过依赖，还是要适当减少添加糖在烹调中的使用。

5

这些糖，看上去健康，但也不能吃太多

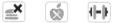

　　水果是我们健康饮食的一部分，理应每天都出现在我们的生活里。但是，不少朋友因为酷爱甜酸口味，对水果的喜好程度和进食量已经远远超出了膳食指南及各种健康饮食模式所建议的合理摄入量。

　　水果中所含的糖，主要是葡萄糖、果糖和蔗糖，它们都是单糖和二糖。虽然跟果肉里的膳食纤维绑定在一起，吃进肚子里的消化速度会比喝果汁慢不少。但水果依旧会引发血糖的明显波动。也正因如此，有糖尿病的朋友我们建议每次的水果摄入量都要适度克制，且最好跟正餐分开，以免血糖飙升。

　　所以，哪怕是没有血糖紊乱的朋友，如果总是大量吃水果，对自己的血糖调节系统也是个挑战。如果是在三餐之外吃大量的水果，会对体重增加负担。而如果是用水果替代正餐，还会导致蛋白质、脂肪和钙、铁、锌等营养素摄入不足，造成宏量或微量营养素的营养不良。根据《中国居民膳食指南（2022）》建议不同年龄组每日水果摄入量为：

2岁~ 100~200 g   14岁~ 300~350 g

4岁~ 150~200 g   18岁~ 200~350 g

11岁~ 200~300 g   65岁~ 200~300 g

　　调味品，远比你想象中"高糖"。不少调味料和酱类的添加糖含量也是不低的，但由于它们多为咸味调味料，因此极容易被人们忽略其中隐藏的糖。典型的例子是各种沙拉酱、番茄沙司、辣酱，以及蚝油、老抽等。这些调味品，少量使用的时候，无疑能够起到增味添色、为菜肴锦上添花的作用；频繁大量使用，除了额外增加膳食中添加糖的用量，还会给血管施压——这些调味品中的钠盐含量都不低，使用太多当然会增加血压的负担。所以，无论是站在添加糖还是添加盐的角度，都不建议过于依赖这些调味品。

6

"零糖"也会给你的减糖计划拖后腿

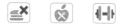

　　首先，我们需要搞明白，一种食品宣称自己是"零糖""无添加糖"或"无添加蔗糖"，是否真的是没有添加任何添加糖类甜味剂，还是只是没有添加蔗糖，却添加了蔗糖以外的添加糖类甜味剂。添加糖体现在包装食品的配料表上的名称，多种多样，绝不仅仅是蔗糖。

　　当你在产品配料表中发现了下述这些名词，那么这款产品就一定是含有添加糖的，而不是真正的无添加糖的"零糖"产品：果糖、葡萄糖、左旋葡萄糖、右旋葡萄糖、白砂糖、绵白糖、红糖、黑糖、黄糖、冰糖、蜂蜜、蔗糖、乳糖、糖蜜、麦芽糖、麦芽糖浆、玉米糖浆、果葡糖浆、龙舌兰糖浆、枫糖浆、大米糖浆、转化糖浆、高果糖玉米糖浆、玉米甜味剂、果汁、果酱、浓缩果汁、浓缩甘蔗汁……

　　上述成分都属于单纯提供能量、营养素密度为零的添加糖。所以，再次强调，学会看配料表是辨别真假"零糖"产品的关键。如果经鉴定，一种食品确实是真正的"零糖"产品，即不含添加糖类甜味剂，那么，又分为以下两类：

> **第一类** 完全没有添加任何甜味剂。
>
> **第二类** 没有添加糖类甜味剂，但是有非添加糖类甜味剂，也就是大家所说的代糖。

第一类是我们认为最踏实的零糖产品。成分相对简单，不太存在长期摄入代糖可能引起的健康隐患。但是，需要提醒大家，人们很容易因为一种食品声称了零糖，或零脂肪，或健康等字样，而形成心理暗示，认为这类食品可以"无负担"地放心吃。结果，极有可能因为太放心而吃得太多。如果这种食品刚好是含有大量精制碳水的食品，比如零糖的馒头、白面包等，其实也会给我们的减糖控糖拖后腿。

第二章提到，以精制碳水为主要成分的食物/食品，虽然也是健康饮食的一部分，但相比于全谷类，属于营养素密度相对低的选择，在胃肠内消化速度和升高血糖的速度都比较快，进食后的饱腹感维持时间较短，饿得更快，因此让我们更想吃东西，吃更多的东西。

就算是这些真正的零糖食品不含大量精制碳水，也不意味着一定就能放心吃。毕竟，我们还要考虑配料表和营养成分表里的其他成分及其他营养素。无节制地多吃，对我们血脂、体重的控制也是很不利的。举个极端却很容易帮助大家理解的例子：烹调油，算得上是零糖产品，也不含精制碳水，无盐，但是不能多吃。所以，不能简单因为一种食品是真零糖，就放心地、无节制地吃。还是要通过阅读配料表和营养成分表，了解那"1+4"的值，综合判断吃多少才健康。

第二类零糖食品，虽然没有添加糖成分，但使用了代糖来增加甜度、调节口感、改善风味。它们极有可能跟第一类一样，只是没了添加糖的影响，但要么以大量精制碳水为主要原料，比如使用代糖制作的糕点、饼干、面包等；要么含有大量其他帮助长肉的成分，比如代糖蛋黄酱（含有大量脂肪），同样需要慎重考虑进食量。基于已知代糖对我们食欲和健康的影响，不论有无热量，都不建议多摄入代糖食品，否则，也会给我们的减糖行动拖后腿。

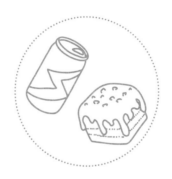

本章参考文献

[1] 盛文胜，江军山，王训斌，等. 不同蜂蜜中果糖、葡萄糖和蔗糖含量的测定[J]. 安徽农业科学，2010，38（30）：17182-17183.

[2] 甘国栋，刘晓松，罗兆飞，等. 我国出口无蔗糖芒果蜜饯国内外食品安全标准限量分析[J]. 食品安全质量检测学报，2020，11（14）：4867-4875.

[3] 刘娜丽，贠海燕，郭芸. 轻糖芦笋蜜饯的研制[J]. 食品工程，2019，40（3）：14-16.

[4] 罗莉萍，李秋红. 蜜饯李浸糖工艺新探[J]. 食品工程，2006，27（12）：563-565.

[5] 唐贤华. 我国蜜饯加工研究现状与展望[J]. 现代食品，2020（9）：78-79.

[6] Samuel R Taylor, Shakti Ramsamooj, Roger J Liang, et al. Dietary fructose improves intestinal cell survival and nutrient absorption[J]. Nature, 2021, 597(7875): 263-267.

[7] Hannele Yki-Järvinen, Panu K Luukkonen, Leanne Hodson, et al. Dietary carbohydrates and fats in nonalcoholic fatty liver disease[J]. Nature Reviews Gastroenterology Hepatology, 2021, 18(11): 770-786.

[8] 中华人民共和国卫生部. 食品安全国家标准 预包装食品营养标签通则：GB 28050—2011[S]. 北京：中国标准出版社，2011.

[9] 侯琳琳，张雪松，王国栋，等. 超市常见含糖预包装食品中糖含量分析[J]. 卫生研究，2017，46（3）：416-422，428.

[10] 中国营养学会. 中国居民膳食指南（2022）[M]. 北京：人民卫生出版社，2022.

第六章

减糖 ≠ 低碳水
...

我们日常吃的各种谷类及其制品，大豆及红黄绿黑豆等杂豆类，水果，蔬菜，奶类（乳及乳制品），菌藻类，坚果种子类，烹调勾芡用的淀粉，蜂蜜，添加糖都含有不少的碳水化合物。甚至肉蛋鱼虾禽类等食物中，多多少少也都会含一点碳水化合物。而含有添加糖的加工食品、饮料、甜味料等，更不必说，都会帮助我们摄入碳水化合物。

　　可以这么说，绝大多数日常生活会触及的天然食物以及加工食品，都含有不同含量的碳水化合物。

什么是低碳水饮食

  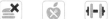

　　低碳水饮食的全称是低碳水化合物饮食（low carbohydrate diet，LCD）顾名思义，指的是限制碳水化合物摄入量的一种饮食方式，包括了几种不同类型的饮食模式，如阿特金斯饮食、生酮饮食等。

　　通过前面章节的讲解，大家已经了解到，从提供能量的角度，碳水化合物是人类获取能量的最经济、最主要的来源。到目前为止，欧洲食品安全局（EFSA 2017）、美国医学研究所（IOM 2005）、澳大利亚国家健康和医学研究委员会以及新西兰卫生部（NHMRC 2006）和北欧部长理事会、北欧食品问题高级官员委员会（NNR 2012），以及英国营养科学咨询委员会（SACN 2015）等权威机构，均建议将膳食总能量的45%～65%作为成年人适宜的碳水化合物摄入量。在《中国居民膳食指南（2022）》建议的平衡膳食模式中，碳水化合物供能应占全天膳食总能量的50%～65%。而LCD，名字已经告诉我们，这是一种降低碳水化合物供能比例的饮食方式，是一种以脂肪供能为主，适量蛋白质和较低碳水化合物供能的饮食模式。

 在不同的研究中，LCD饮食中碳水化合物提供能量的占比略有不同，一般指全天碳水化合物的摄入量在130 g左右，或者如果按照全天饮食提供2000 kcal能量、其中不到26%的能量由碳水化合物提供。在应用最广泛的LCD中，来自碳水化合物提供的能量占全天饮食能量的20%，脂肪供能占55%~65%，蛋白质供能占25%~30%。而最极端的超低碳水化合物饮食（即生酮饮食）中，碳水的摄入量仅在20~50 g之间，它最初被用于癫痫的治疗。

低碳水饮食用于减重的原理是什么？有一种解释肥胖形成的模型叫：碳水化合物-胰岛素模型（CIM）。该模型假设高碳水化合物饮食（包括添加糖和淀粉）会刺激餐后高胰岛素血症，并促成热量在脂肪细胞内沉积，而不是在瘦体组织内被氧化，所以导致体重增加，以及饥饿感加速和代谢率降低。

这种模型认为，在众多影响胰岛素分泌的因素中，来自饮食的碳水化合物的效果最强，也因碳水的类型和量而异。相比之下，虽然蛋白质也会刺激胰岛素分泌，但蛋白质诱导的高胰岛素血症的反应要温和得多。而膳食脂肪对胰岛素的释放几乎没什么影响。所以，该模型直接认定碳水是导致肥胖的主凶。在进食LCD以后，由于碳水供应跟不上稳定血糖的需求，就会刺激身体发生两个非常重要的代谢过程——糖异生和生酮。

当供给肌肉、大脑和肝脏的葡萄糖不足，就会导致一种叫作"糖原"的物质的分解和储存量减少（你可以简单地把糖原认为是葡萄糖的临时物流仓库）。身体一旦发现糖这种重要的能源物质告急，就会抓紧时间调用某些氨基酸、甘油和乳酸来临时帮忙，加工出一些葡萄糖应急，这个过程叫作糖异生的过程。但是，临时帮忙凑数的原料也是相对有限的，不容易长久供应，终究还是会短缺。为了能让自己继续好好活着，身体就会进一步调用脂肪，通过生酮作用，合成一种可以替代葡萄糖作为身体这部机器的燃料的物质，叫作"酮体"。在生酮过程中，储存的脂肪被动用分解，同时我们的食欲和代谢率也都会受到不同程度的影响，从而实现减肥的目的。

临床上有不少随机对照试验（RCT）的结果证实，短期之内采用LCD，确实减少了肝脏碳水化合物的供应，以及过量的碳水向脂肪酸的转化，同时加速脂肪的分解。因此，LCD在一定程度上确实能够有效减少体内的脂肪量，实现快速减肥的愿望。

2

低碳水饮食适合所有人吗

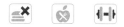

2022年4月26日颁布的《中国居民膳食指南（2022）》中，在"一般人群膳食指南"准则一的最后，关于特殊类型膳食模式有这样一条声明："近年来，基于对疾病的恐慌和某些疾病治疗的需要，多样膳食模式在网络上传播兴起，如低碳水化合物饮食、生酮饮食、轻食、辟谷等。这些均不是健康人群的膳食模式，也没有证据表明长期采用这些膳食模式更健康。"

这段话已经非常清晰准确地回答了小标题的问题。低碳水化合物饮食并不适合一般健康人群。它只能出于某些疾病治疗的需求，在专业团队（包括临床医师、临床营养师、护士、检验人员、药剂师等）的指导、管理和监督下进行。且到目前为止，并不认为基于这类需求的低碳水化合物饮食是可以长期进行的，也都是待疾病好转或者症状缓解，或者一些临床指标改善后，逐渐恢复正常的均衡健康饮食。

低碳水饮食 100% 安全吗

 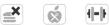

读到这里，你难免会心生困惑：既然LCD饮食被证明可以帮助减肥，或者说减轻体重，那为什么膳食指南不把这么"优秀"的饮食方式推荐给老百姓，反而强调它不适合一般健康人群呢？

因为，前面只是说它减肥有效，并没有提到它对人体代谢的副作用。更关键的是，它的有效期很短，最多也就能维持一年。

首先，关于LCD的长期减肥效果，来自临床的数据令人很失望，LCD的减肥优势在一年后就所剩无几甚至完全消失。至于为什么持久力不行，有人说是缓解补偿机制，也有人假设采用LCD后，糖原储存减少会导致疲惫感增加和体力活动减少，从而减少能量消耗。不过，到目前为止，并没有基于人体的研究证据支持任何一种假设。另外，单就减肥而言，目前的研究证实，就1年期和2年期的减重效果而言，LCD相比于低脂饮食、低脂素食、地中海饮食、低脂限热量膳食等，并没有统计学上的显著差异。也就是说，采用任何减重饮食，根据体重秤上的数字而言，长期效果大体相同。

其次，关于LCD对饮食乐趣的影响。碳水化合物类食物能带给人愉悦感，而低碳水的摄入容易影响饮食的美味适口，降低进食的乐趣。当然，比这更大的影响是，严格执行LCD较长时间往往会让食物的选择严重受限，从而增加矿物质、维生素、微量元素及膳食纤维摄入不足的风险，从而导致以下副作用：

① 短期不良反应，包括：疲劳、头疼、恶心、呕吐、腹泻、便秘、胃食管反流、脱发、低血糖、心率改变、酮症酸中毒、注意力不集中、皮肤粗糙、女性月经不调、脱水、肝炎、胰腺炎、高甘油三酯血症、高尿酸血症、高胆固醇血症、低镁血症和低钠血症等。

② 长期不良反应，包括：骨矿物质密度降低、肾结石、心肌病、血脂异常、贫血和视神经病变、轻度肾损伤、生长发育障碍、肠道微生态环境改变、情绪心理问题，以及心脏病、癌症、糖尿病、非酒精性脂肪肝、阿尔茨海默病等疾病的发生风险增加。

低碳水化合物高动物蛋白和脂肪的饮食（包括生酮饮食）尤其会增加下述这些特殊人群的健康风险。

① 增加男性2型糖尿病的发生风险，且比其他饮食模式高出37%。

② 增加健康中老年人患阿尔茨海默病的风险。

③ 增加慢性肾病患者的长期肾损伤及代谢性酸中毒的风险，加速肾功能衰退速度。

④ 对于受孕前一年进食LCD的女性，生出的婴儿发生神经管缺陷的可能性增加30%，特别是无脑畸形和脊柱裂。而就算是补充了叶酸，也不能抵消这种不良影响。

⑤ 孕期坚持LCD/生酮饮食，且饮食中富含动物性食物的女性，发生妊娠糖尿病的风险增加36%。

⑥ 显著降低男性的睾酮水平，降低程度高达37%，从而增加性欲减退、精力减退和抑郁等状况的发生概率。

另外，无论低碳水化合物饮食还是高碳水化合物饮食，都被证明会增加死亡率，缩短寿命。关于碳水化合物摄入量多寡与死亡率之间的关系，2018年8月，高影响因子的世界著名医学期刊《柳叶刀》之 Public Health 子刊上发表的一篇前瞻性队列研究与荟萃分析，给出了下述结论，非常值得大家深思。

① 膳食碳水化合物的摄入量太多（高于70%）或太少（低于40%），都会缩短寿命！

② 维持较长寿命最理想的比例，应该是在50%～55%（这恰好是各国膳食指南一直推荐的摄入比例）。

③ 用动物来源的脂肪或蛋白质替代碳水化合物，会提高死亡率；用植物来源的脂肪或蛋白质替代碳水化合物，能在一定程度上降低死亡率。

这篇研究的结论被多次引用，因其是迄今为止最客观公正严谨且具有强大说服力的数据。具体的数据分析方法，这里就不一一细说了，只想告诉大家，该研究的统计分析方法极为严格，不仅逐年电话访问受访者、当地医院、国家健康部门、国家死亡数据索引部门等，也采用了多种措施来保障膳食调查数据的准确性，分析和排除了诸多相关因素的影响。但是无论怎样消除这些因素，死亡率最高的人群都是碳水化合物摄入量最低的受访者！虽然碳水化合物超过70%时死亡率也高，但终究不及低碳水的那群人。

上述研究中的碳水化合物，指的是来自所有食物/食品的碳水化合物，而不只是指向主食（粮谷类）提供的碳水。基于这些研究，LCD虽然可以帮胖人在短期内快速减重瘦身，但健康界并不推荐或推广它，而是带着批判和审视的目光，继续完善相关的研究来明确这种饮食对于胖人到底是利大于弊还是弊大于利，以及是否真的能够持续发展。就连美国新闻与世界报道（*U.S.News&World Report*）每年1月份惯例发布的前一年度最佳饮食排行榜上的最佳减重饮食榜单中，LCD的排名都一向靠后。在2023年发布的2022年度最佳减重饮食榜单上，LCD甚至连前二十都没进。

低碳水饮食会让人营养不良吗

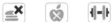

什么是营养不良？

在很多朋友的理解中，如同难民那样瘦成皮包骨头的状态才是营养不良，而只要是体重正常的人，就不存在营养不良问题。其实，这是一个大大的误区。营养不良的范畴很广，绝不局限于此。我们一起来了解一下世界卫生组织（WHO）官网上对于营养不良这个概念的定义。

营养不良一词包括三类情况：

❶ 营养不良，包括消瘦（即相对于身高的体重过轻），发育迟缓（即相对于年龄的身高不足），体重不足（即相对于年龄的体重过轻）。

❷ 微量营养素缺乏或不足（即缺乏重要的维生素和/或矿物质），或者微量营养素过量。

❸ 超重、肥胖及饮食相关的非传染性疾病（如心脏病、脑
　卒中、2型糖尿病和某些癌症）。

对于选择LCD的朋友，很多已经是处于第三种营养不良状态了。按理说，通过饮食及生活方式的调整来减轻体重，本该算作在纠正营养不良，或者说将已经存在的营养不良的风险降低。但是，选择任何减重饮食，不论是采用LCD还是低脂饮食或弹性素食等，其实都有可能存在因食物受限而带来的某种或某些营养素摄入不足，甚至缺乏的问题。也就是说，微量营养素摄入不足或缺乏型营养不良，是LCD饮食可能会面临的问题。

就LCD而言，如果在专业人士的指导下，发生微量营养素缺乏或不足的风险会相对低一些，但也不意味着风险就能规避为0。而自行尝试的人们，往往会因为动物性食物摄入量大而影响了植物性食物的摄入，导致全谷类、蔬菜、水果等的摄入不足，以及乳类和豆类的相对不足，从而有可能导致以下这些营养素的缺乏：

❶ 维生素类：类胡萝卜素、维生素A、维生素E、维生素
　K、维生素B_1、维生素B_2、维生素B_6、叶酸等。
❷ 矿物质类：钙、镁、铁、钾等。

此外，作为碳水化合物家族成员之一的膳食纤维的摄入量，往往也难达到满意的量，这对肠道微生态环境也会产生影响。如果植物性食物摄入过度受限，这类食物中对人体有多方面保护效力的植物化学

物质的摄入自然会锐减。而这部分物质，目前很难通过外源性补充剂来全面获取。

所以，低碳水饮食导致营养不良的风险是存在的，大多数情况下是微量营养素摄入不足或缺乏的风险。但是，如果一个人本来不存在体重超标问题，甚至BMI已经接近低限（18.5），只是为了自己期待的更瘦体形而选择LCD，甚至长时间按照这样的饮食方式进食，那么，需要面对的，就绝不只是微量营养素不足的营养不良了，而是营养不足和微量营养素不足的双重营养不良。这样的营养不良，对身体的伤害会比较大，相应的健康风险也会比较高。

5

能不能减糖和低碳水饮食同时进行

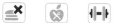

我们首先要梳理清楚三个重要的概念:

① 本书强调的减糖是指减少添加糖的摄入。
② 添加糖包括了单糖和二糖。
③ 单糖和二糖都是碳水化合物家族的成员。

所以,低碳水饮食所降低的碳水化合物中,是允许包括添加糖的。也就是说,如果你一定要尝试低碳水饮食,可以有以下三种选择:

① 低碳水饮食的同时,低添加糖。
② 低碳水饮食,但是在碳水的总量中不对添加糖做限制。
③ 低碳水饮食,不刻意限制添加糖的量,也不肆意允许。

　　不过，在这三种选择中，我还是会建议你考虑第一种，且尽可能缩短低碳水饮食的天数，也就是最好局限在短期内。毕竟，低碳水饮食本身就有一些可能存在的不良反应的，如果在这不足130 g的碳水摄入量内还允许太多的添加糖，对自己的身体会显得有些"太过粗糙"。如果两件事对身体都确实有益，"1+1"带来的裨益可能会大于2，但如果两件事对身体有可能或者确证的不良影响，这样的"1+1"的结果，就算伤害性不一定大于2，也一定不会是有益的。

　　所以，首先不建议低碳水饮食，尤其不建议长期使用这种饮食方式；其次，如果执意尝试，建议在低碳水饮食的同时也要减糖，且最好在专业人士的指导下进行低碳水饮食，以避免可能存在的营养素不足甚至缺乏，减少对身体的伤害。

本章参考文献

[1] Thomas M Barber, Petra Hanson, Stefan Kabisch, et al. The low-carbohydrate diet: short-term metabolic efficacy versus longer-term limitations[J]. Nutrients, 2021, 13(4): 1187.

[2] Lee Crosby, Brenda Davis, Shivam Joshi, et al. Ketogenic diets and chronic disease: weighing the benefits against the risks[J]. Frontiers in Nutrition, 2021, 8: 702802.

[3] Dashti Hussain M, Mathew Thazhumpal C, Al-Zaid Naji S. Efficacy of low-carbohydrate ketogenic diet in the treatment of type 2 diabetes[J]. Medical Principles and Practice, 2020, 30(3): 223-235.

[4] Sara B Seidelmann, Brian Claggett, Susan Cheng, et al. Dietary carbohydrate intake and mortality: a prospective cohort study and meta-analysis[J]. The Lancet Public Health, 2018, 3(9): e419-e428.

[5] Mahshid Dehghan, Andrew Mente, Zhang Xiaohe, et al. Associations of fats and carbohydrate intake with cardiovascular disease and mortality in 18 countries from five continents(PURE): a prospective cohort study[J]. The Lancet, 2017, 390(10107): 2050-2062.

[6] Joseph Whittaker, Miranda Harris. Low-carbohydrate diets and men's cortisol and testosterone: systematic review and meta-analysis [J]. Nutrition and health, 2022, 28(4): 543-554.

[7] Lee Crosby, Brenda Davis, Shivam Joshi, et al., Ketogenic Diets and Chronic Disease: Weighing the Benefits Against the Risks. [J]. Frontiers in Nutrition, 2021, 8: 702802.

第七章

减糖 ≠ 减粮

...

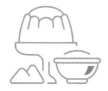

　　主食指的是传统餐桌上的主要食物，包括各种谷类、豆类、薯类食物。在现代人的餐桌上，传统的主食正退居二线，成为不那么主要的食物，而副食（肉禽蛋鱼和蔬菜类）翻身成了餐桌上的主角，这当然是与我们生活水平的改善密切相关的。

　　大众餐桌的"进化"反映了经济的飞跃和物质水平的提高，本该是件令人欢欣鼓舞的事，但这也侧面说明了大众对主食的认知度的降低和摄入量的减少。所以，本章要跟大家深入探讨的就是悄悄兴起的"减粮"风，以及它跟减糖之间的关系。

吃了那么多主食，你真的了解粮食吗

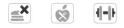

　　说到主食，很多朋友首先想到的会是米饭、馒头、玉米、红薯。但如果换一个问法："粮食包括哪些？"得到的可能还是同样的回答。其实，这里面，有一个被很多人混淆的概念，即：只要是传统主食，就都属于粮食。因此，红薯、土豆、山药、芋头等，往往被大众认为属于"粮食"家族。事实上，这些长在泥土里的块茎类食物，虽然是中国传统餐桌上的主食，却不属于粮食。它们都是蔬菜的一部分，我们称之为薯类蔬菜。

　　联合国粮食及农业组织给出的粮食的概念为：粮食即谷物，包括麦类、粗粮类和稻谷类三大类。《中国居民膳食指南（2022）》建议，健康成年人每天薯类食物的摄入量在50～100 g，而对谷类的摄入量建议是每天200～300 g。其中，应该有50～150 g为全谷物和杂豆类。

　　从官方的指南建议中，我们已经可以明确：粮谷类食物，并不包括薯类，而是谷类和杂豆类的总和，且以谷类为主。在《中国居民膳食指南（2022）》第一部分"一般人群膳食指南"准则一的"核心推荐"中，第一句话就是"坚持谷类为主的平衡膳食模式"。

谷类包括哪些呢？

大多数人在回答这个问题的时候，首先想到的都是我们传统的谷类：水稻、小麦、玉米、小米，也就是大众厨房里常备的大米、面粉、玉米、小米。这四大类，可谓是中国传统餐桌上最常出现的谷类。其中，大米和小麦粉的摄入量最高，约占94%。谷类的家庭成员其实是非常庞大的，谷类是以禾本科植物为主的粮食作物的总称，包括了我们最常吃的精制谷类，也就是大米和小麦这两种大家常说的精米精面，还包括了全谷类，也就是大家常说的粗杂粮。

何为全谷类？

全谷类是相对于精制谷类的一类，其特点是保留了完整谷粒所具备的胚乳、胚芽和麸皮及营养成分。它既可以是完整的谷物籽粒，也可以是经过碾磨、粉碎、压片等简单处理后的产品。

哪些谷类属于全谷类？

全谷类包括但不限于下述这些（排序不按营养价值）：

玉米（corn）、燕麦（oats）、荞麦（buckwheat）、小米（millet）、藜麦（quinoa）、大麦（barley）、干小麦（bulgur wheat）、法老小麦（farro）、单粒小麦（einkorn）、翡麦（freekeh）、远古硬质小麦（kamut）、白藜（kañiwa）、黑麦（rye）、高粱（sorghum）、斯佩尔

特小麦（spelt）、苔麸（teff）、黑小麦（triticale）、野米（wild rice）、糙米（brown rice）、小麦仁（wheat berries）、紫米（purple rice）、黑米（black rice）。

全谷类食品包括哪些？

根据2022年5月29日，科信食品与健康信息交流中心、中国疾病预防控制中心营养与健康所、国家粮食和物资储备局科学研究院、农业农村部食物与营养发展研究所、中国农业科学院农产品加工研究所、中国农学会食物与营养分会、中华预防医学会健康传播分会、中华预防医学会食品卫生分会8家机构共同发布的《全谷物与健康的科学共识（2021）》，全谷类食品是指以全谷物等为原料加工而成的各种食品。市面上常见的全谷物食品包括：

1. 即食冲调（煮）谷物，例如即食燕麦片、混合谷物粉等。
2. 面制品，例如全麦馒头、全麦面包、全麦面条等。
3. 米饭类，例如糙米饭、燕麦饭、杂粮饭、糙米粥等。
4. 一些加入了全谷类成分的饮料、酸奶、零食、点心类食品，例如谷物棒、糙米饼、曲奇等。

不过，对全谷物与全谷物食品，目前并无全球统一的定义和标准，各国各地区对全谷物食品中全谷物原料的比例或含量也没有统一的要求。以上也只是科学共识而非标准。到本书落笔为止，我国全谷物及全谷物食品相关标准正在制定中。

美国农业部对"全谷物食品"的界定，则必须满足以下5个条件：

① 配料表中，任一全谷物作为第一种成分，即在配料表中排第一位。

② 任一全谷类作为第一种成分，且前三种成分里没有添加糖。

③ 任一谷类成分前必须有"全/完整"字样。

④ 碳水化合物与膳食纤维的含量比例小于10：1。

⑤ 有行业认可的全谷类食品印戳。

2
我们的健康离不开粮谷类

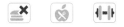

在之前的章节中，我们借用《柳叶刀》上具有重大影响力的研究结论，帮助大家了解到：膳食中碳水化合物摄入太多（高于70%）或太少（低于40%），都会缩短寿命。而维持较长寿命最理想的比例，应该是在50%～55%。谷薯类是碳水化合物的重要且主要来源。同时，谷薯类还是膳食能量最经济、性价比最高的来源。

粮食作物具有哪些营养特点呢？

粮食中最宝贵的营养成分，就是被很多人误解甚至"嫌弃"的碳水化合物——淀粉，占粮谷类食物重量的40%～70%。根据淀粉的消化率和分解成葡萄糖的时间，谷类淀粉又分为慢消化淀粉、快消化淀粉和抗性淀粉。其中的快消化淀粉可以为我们的身体较快地提供能量，帮助我们维持平稳的血糖，支持我们完成日常的生命活动，帮助节约蛋白质、避免出现酮症、低血糖等问题。

而全谷类的碳水化合物中，还含有对人体健康非常重要的膳食纤维。大量研究证实，谷类膳食纤维是人体膳食纤维最主要的来源，约占我们日常膳食纤维摄入量的50%，其次是蔬菜，最后是水果。全谷类膳食纤维对于预防和降低慢性非传染性疾病的风险，具有显著功效。它们可以：

① 保护心血管功能，减少胆固醇的合成及在肝脏中的积累。

② 降低高血压患者的收缩压和舒张压。

③ 改善患糖尿病及妊娠糖尿病人群的餐后血糖反应，增加胰岛素的敏感度。

④ 降低肠道疾病（如炎性肠病、便秘等）及结直肠癌的发生风险。

⑤ 增加进餐后的饱腹感，控制饮食总能量摄入，从而帮助减重，降低超重肥胖风险。

谷类蛋白质是膳食蛋白质的重要来源。谷类蛋白质含量为8%～12%，承担了我们经由日常饮食获取的蛋白质总量的30%～50%。这一点，相信很多人都不知道，或者说超出了很多人的预料。

 谷类脂肪含量较少，只有2%左右。虽然某些全谷类的脂肪含量相对较高，如小米和玉米，可达4%，但这一大类食物总体而言是"低脂"食物，除非在烹调过程中额外加入大量烹调油，比如油饼、油条、炒饭。粮食中的脂肪大部分为不饱和脂肪酸，同时含有少量的磷脂。粮食还是膳食B族维生素的重要来源，包括维生素B_1、维生素B_2、烟酸等。

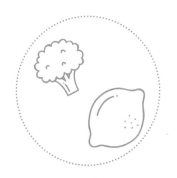

3

那些不吃粮食的人后来都怎样了

> 受到一些不科学言论的影响，不少人不仅自己排斥粮食，还要求家人少吃，甚至不吃主食，以为这样是最"健康"的饮食模式，却不知这样的做法正走在与健康饮食背道而驰的路上！

不吃主食真的就能瘦得快吗？这个问题的答案，需要分成两方面来回答，即短期效果和长期影响。

短期（1个月）内，不吃主食是会瘦的。不过，体重秤上嗖嗖嗖往下掉的数字在让你狂喜的同时，也会埋下不久的将来号啕大哭的伏笔。毕竟，无论是大家身体力行的体验结果，还是严谨的科研数据都告诉我们：

❶ 靠不吃主食减肥，短期内减下来的更多的是水和肌肉，而脂肪只是相对少了一点点。

②　一旦开始吃主食，体重就会很快反弹，反弹的速度比掉秤的速度要快。

③　复胖后的体重，往往比通过不吃主食减肥前还要重。

④　复胖后，虽然体重更重，肌肉量却未必能够快速恢复到之前的水平，这属于典型的得不偿失。

人体有自己精妙的算法，当碳水化合物摄入不足时，并不会优先动用脂肪储存，而是先启动消耗自身蛋白质（主要来自肌肉）以转化成糖的程序。肌肉对我们有多重要呢？简单来说，我们是否能有比较高的代谢速度，是否能有紧致不松弛的体形，是否能够对抗年龄导致的骨折风险，是否能够对抗年龄带来的体脂率增高……都靠肌肉！肌肉是我们最希望留住的宝贝，它的含量越低，我们就越容易胖及陷入胖与慢性病的因果关联。

那么，不吃粮食的中长期结果会怎样呢？由于粮谷类提供的碳水化合物会占据饮食碳水的主体，如果饮食中其他来源的碳水并没有刻意增加，那么，不吃粮食就会大大削减饮食碳水的摄入量。几个月下来，我们的身体会逐渐出现一些不太美好的变化。比较典型的有下述这些。

（1）口臭

当完全不吃主食，且饮食中其他含有碳水化合物的食物的摄入量也受到限制，饮食整体呈现为极低碳水（比如生酮饮食）时，往往会出现严重的口气，味道像极了腐烂发酵的苹果，哪怕是戴着口罩跟别人说话，别人也能隐隐闻到异味。这种口气的产生，是源于身体没有足够的碳水可以使用时，需要动用脂肪来代替碳水化合物供能，而脂肪的不完全代谢产物是丙酮。丙酮需要通过尿液和呼吸从体内清除，因此，早期只是口臭，慢慢还会闻到自己的汗液和尿液也有同样的味道。

除了脂肪，蛋白质被身体动用来代替碳水供能的过程，也会产生口气。当不吃主食的人同时吃下大量的蛋白质类食物，会增加尿液中氨的生成量。氨是蛋白质的分解产物，它的排泄需要大量的水分来辅助。如果身体缺水，会导致氨的积聚，它也是会有特殊气味的。

（2）恶心、呕吐

恶心、呕吐是很多不吃主食的朋友经历过的不适。多为碳水化合物摄入不足，胰岛素分泌减少，血钠降低，电解质失调引发的副作用。所以，倡导生酮饮食或极低碳水饮食的"先驱"们，会传授给你一个秘方：少量多次口含钠盐补钠。

（3）便秘

主食尤其是全谷类中的慢消化淀粉、抗性淀粉和膳食纤维，可以被肠道菌群发酵利用，增加短链脂肪酸的产量，帮助软化粪便和增加粪便的体积，让粪便更容易被排出，从而减少便秘的发生。短链脂肪酸还能够减少胆盐的重吸收，以及通过"喂饲"好肠道益生菌来协同帮助肠道健康及免疫，降低肠道疾病及结直肠癌的风险。这一点在前面的章节里有过相应的介绍。

如果不吃主食，或者不吃粮食，意味着来自粮食的那部分膳食纤维的流失。这对于我们的肠道来说，是巨大的损失，出现便秘，也就不足为奇了。

（4）脱发

头发和指甲，位于人体末梢，是最后被照顾到的部位，所以，头发和指甲的健康程度往往可以反映一个人的整体营养状况。反过来，当饮食能量、营养素摄入不足时，身体自然也就无暇顾及所有的"终端"了。为了让"司令部"和"发动机"活下来，身体会考虑部分"裁员"或"减薪"。诸如头发、指甲、皮肤、生殖系统，又耗能又对当下的生存没有太多帮助，都会被克扣营养供给。所以，出现脱发和皮肤问题，也就没什么可惊讶的了。

（5）情绪低落或暴躁

不让吃自己喜欢的各种粮食做成的美食，就足以让人心情不爽，甚至焦躁，更别提大脑不能快速得到它想要的食物——葡萄糖了。葡萄糖是大脑可以利用维持生计的唯一原料。所以，人体每天需要一个最低限量的碳水化合物（130～150 g）来保障大脑，也就是我们的司令部的活动和活力。

当碳水摄入严重不足，身体不得不动用蛋白质和脂肪，通过复杂的生理反应生成葡萄糖来供给大脑。虽然这样做也能供上货，但效率绝对比不上直接吃碳水化合物。当供糖速度变慢，你的大脑会跟你一样不开心。与此同时，帮助我们保持愉悦心情的多巴胺的产量也会受影响，毕竟进食碳水化合物带来的血糖变化能够刺激大脑分泌多巴胺。

（6）记忆力下降，反应迟钝

我们想象一下，当你在吃不上饭的情况下饥肠辘辘地加班，你的工作效率会高吗？不仅不高，还有可能总出差错。大脑也一样，当大脑不能及时得到它想要的食物——糖，工作效率就会下降。反应迟钝和记不住事儿，都会成为不吃粮食的后果之一。

（7）月经紊乱，甚至闭经

当身体因为无法获得足够的能量而自动"裁员"或"减薪"，生殖系统就会被牵连。外加上粮食缺失会导致一部分蛋白质、B族维生素的缺失。如果女性不吃粮食，也没有通过饮食保障足量的蛋白质，还会导致一部分需要蛋白质的激素合成不足。如此一来，月经紊乱，甚至闭经就会发生。

除了上述这些，长期低碳饮食的安全隐患如营养不良、骨质疏松、心肌病、肾损伤、阿尔茨海默病等，也是有可能出现在不吃粮食的后果清单里的。

既减糖又减粮，能行吗

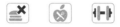

看到这个问题，你可能会说，前面说了那么多粮食的重要性，也反复声明了减糖主要针对的是添加糖而不是粮食。所以，显然是不能减粮的。

不过，对于一部分人而言，减糖和减粮是可以同时进行的。这部分人就是：糖和粮的摄入量都不少，且即便减了糖，粮食的摄入量依旧非常多，导致饮食中碳水化合物太多，影响了其他宏量和微量营养素摄入的人群。

这部分人群的共同特点是酷爱主食。主食之外，要么是不怎么吃蔬菜、水果而肉蛋类摄入量大，要么是蔬菜、水果还能吃一些，但肉蛋奶摄入量都只有一点点。所以，他们的饮食结构已经完全偏离了膳食指南所建议的各食物组的分配比例，这也是会增加健康隐患的。

《中国居民膳食指南（2022）》建议成年人每天摄入200～300 g的谷类（其中包括50～150 g的全谷类和杂豆类），300～500 g的蔬菜，200～350 g的水果，300～500 g的奶类，120～200 g的动物性食物（包括每天1个鸡蛋），以及25～35 g的大豆及坚果。

听上去不是很难达到，但是来自大数据的总结出乎意料：以水果为例，中国人的水果摄入量是严重不足的！这个问题，是导致中国人高死亡率的饮食及生活方式问题中排名第二的危险因素，仅次于高钠饮食的问题。

2019年4月，发表在全球顶级学术期刊《柳叶刀》上的重磅研究，在对1990～2017年27年间195个国家的饮食结构造成的死亡率和疾病负担进行分析总结后，得出的结论是：全球20%的死亡是由饮食结构及生活方式问题导致的。全球饮食问题排名前三位的分别是高钠、低全谷物、低水果。研究特别指出：与死亡相关的饮食结构及生活方式问题，在中国更为突出。

同期发表在《柳叶刀》上的由中国疾病预防控制中心与美国华盛顿大学健康测量及评价研究所（IHME）合作完成的2017年中国疾病负担研究——《中国及各省死亡率、发病率和危险因素，1990～2017：2017年全球疾病负担研究的系统分析》告诉我们，截至2017年，导致中国人过早死亡的10个危险因素中，饮食及生活方式因素就占了好几条：吸烟、高钠饮食、全谷类摄入不足、水果摄入量不足、饮酒、体重指数（BMI）超标。

虽然刚才说了，一部分人确实是可以在减糖的同时减粮的。但对于更多的人来说，减糖的同时不仅不能减粮，反而要增粮。事实上，这些年来，添加糖摄入量越来越多和粮食摄入量减少是同步发生的。《1989—2009年中国九省区居民膳食营养摄入状况及变化趋势》中就曾指出：8次中国健康与营养调查的结果显示，总体而言，20年间中国人的膳食结构里，碳水化合物明显减少，脂肪明显增多（动物脂肪尤为显著）。《中国居民膳食指南科学研究报告2021》中的相关数据进一步肯定了这个变化趋势，从1982~2017年，我国居民日均谷类摄入量持续下降，膳食总碳水化合物的摄入量也在下降，且这两个指标的下降幅度，农村均高于城市。1992~2015年城市及农村居民三大营养素供能比例变化情况图如下。

　　无论粮食摄入量是否充足，减糖都会让总碳水的摄入量下降。如果一个人平时粮谷类、薯类和水果都吃得不多，喜欢吃甜点、饮料及其他加工食品，全天的碳水总量是靠简单糖支撑着，那么，他们减糖后的碳水化合物就会锐减。在上一章的内容里，用重磅研究的结论提醒过大家，碳水化合物摄入太少或太多都会缩短寿命。因此，为了不

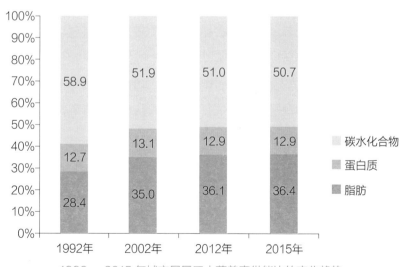

1992 ~ 2015 年城市居民三大营养素供能比的变化趋势

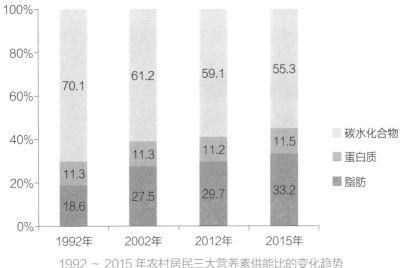

1992 ~ 2015 年农村居民三大营养素供能比的变化趋势

让减糖后的饮食碳水太少，我们一定是需要校正可供应碳水的各类食物的摄入量的，尤其是来自粮谷类和薯类的复杂碳水的量。而校正的目标，就是《中国居民膳食指南（2022）》的推荐摄入量。当然，你也可以根据自己的饮食习惯和身体适应度，对每一组食物的量适当加减，但终究还是不建议偏离太远，以免对整体健康产生短期和长期的负面影响。

5

吃对主食，跟减糖一样有益

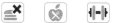

主食要吃够，也要吃好。质和量双双到位，才能让主食最大限度地发挥健康效益。根据2015～2017年中国居民营养与健康状况监测数据，我国每标准人日摄入谷类305.8 g，薯类41.9 g。相比于1982年，谷类食物的摄入量下降了近200 g/d，薯类下降了约121 g/d。城市及农村居民中均呈现这一下降趋势。截至2017年，每标准人日摄入量300 g左右，还是比较贴近膳食指南的推荐摄入量的，但这也只是全国营养调查数据汇总后的平均值。具体到不同的地区、家庭、个体，一定是存在差异的。

2018年中国健康与营养调查数据显示，成年人全谷物和杂豆的摄入量接近30 g/d，超过60%的成年居民在膳食调查的3天中不消费全谷物和杂豆。尤其是18～44岁人群（66.4%）和80岁以上老年人（65.2%）不消费比例相对较高，仅有16.9%～21.6%的成年居民其他谷物和杂豆的日均摄入量达到50 g。

《中国居民膳食指南研究报告2021》中严肃指出："我国居民膳

食以谷类为主，但谷物以精制米面为主，全谷类及杂粮摄入不足，只有20%左右的成人能达到日均50 g以上；品种多为小米和玉米，还需更为丰富。"

从这段话中，我们可以捕捉到两个信息点。

① 我们的精米精面占每天主食的比例太高。
② 我们需要增加全谷类的摄入量及品种。

全谷类的健康优势以及精米精面不如全谷类的方面都有哪些？

根据已有的国内外高强度证据，增加全谷物摄入可降低全因死亡风险、2型糖尿病和心血管疾病的发生风险，降低结直肠癌的发病风险，有助于维持正常体重，延缓体重增长。而这些健康益处大多因全谷类所含的丰富且均衡的膳食纤维（包括可溶性膳食纤维和不可溶性膳食纤维），如阿拉伯木聚糖、β-葡聚糖、木葡聚糖、果胶多糖和果聚糖等。

其中，燕麦和荞麦的健康益处尤为突出。诸多研究数据表明，增加燕麦摄入，具有改善血脂异常的作用。燕麦可以帮助降低低密度脂蛋白胆固醇、非高密度脂蛋白胆固醇和载脂蛋白B，并具有改善血糖的作用。荞麦可以显著降低总胆固醇及总甘油三酯。

相比于全谷类，精米精面由于过度加工，水稻和小麦谷粒的谷皮、糊粉层、胚芽被分离掉，只留下淀粉含量高的胚乳部分，从而导致营养价值下降，膳食纤维损失严重，B族维生素和矿物质的损失达

60%~80%，因此，不太能提供上述来自全谷类的健康优势。也正因这些加工损失，使得精米精面在进入人体消化道以后，消化速度更快，升血糖的速度更快，饭后的饱腹感维持时间更短，从而更早产生饥饿感而更容易让我们吃下更多的食物来缓解饥饿感。这对于体重控制和有糖尿病的朋友们的血糖控制，都相对不利。所以，营养师建议大家在吃精米精面的时候，最好搭配富含蛋白质的食物及蔬菜，以帮助延缓胃内的消化和肠道内的吸收，从而避免饿得太快，也避免令血糖波动太明显。

因此，对于消化功能正常的成年人，《中国居民膳食指南（2022）》建议全天谷类中最好有50~150 g为全谷物及杂豆类。而在美国、英国、澳大利亚的膳食指南中，对这一比例的建议为占全天谷类摄入的1/2，加拿大的推荐量更高。

其实，精米精面也并非一无是处。由于加工得比较彻底，它们在胃内消化速度更快，能够快速为我们的身体提供能量和补充血糖。尤其是对于消化吸收能力较弱的人群，比如有慢性萎缩性胃炎或咀嚼能力受影响的老年人，有上消化道疾病、容易反酸的人，孕早期妊娠反应剧烈、频繁呕吐的孕妇，辅食添加期的婴儿等，精米精面在胃内的消化负担比全谷类小，吸收起来更容易，可以从一定程度上减轻消化的负担。同时，精白米面所含的蛋白质在诸多粮食作物中算是蛋白质质量比较高的。比如，大米的氨基酸平衡是优于小米、玉米、高粱的，甚至优于小麦，且蛋白质含量高于红薯。

同样为精制加工粮食的白面，常常被大家做成馒头、花卷、面包、面条等主食，是北方人餐桌上出现概率最高的主食。相比于全谷类，它们的优势很明显：更容易在发酵后形成蓬松多孔的质地。所以，除了细玉米面还能做成相对松软的发糕，其他杂粮做成的面食往往是硬而实的，口感欠佳，典型的例子就是窝头和黑麦面包。

相比于白米饭，白面主食也有一定的营养优势

　　面粉的B族维生素含量和蛋白质含量相比较淀粉含量更高，且面粉经常会被做成发酵的面食（比如馒头、面包），质地更疏松多孔，消化吸收速度更快，更适合消化功能差的人。不过，白面做成的食物也有不及白米饭之处。最典型的方面有两点。

❶ 白米饭往往需要搭配菜肴，不会单独出现，所以，吃米饭的一餐，往往更容易实现荤素搭配、营养全面的目标，也更容易让糖尿病患者达到相对平稳一些的餐后血糖。

❷ 馒头、面包和面条就不一样了。如果说馒头还有可能像米饭一样配菜吃，那面包和面条几乎就是独自上阵的典型。常见的吃法是面包配鸡蛋或肉，外加一杯牛奶。就算做成三明治，也不过是夹一两片肉和菜叶子。面条则往往是一大碗里搭一两片肉或半个蛋，再放两片叶菜。就算是炸酱面这类，也是面比菜多，主要靠大量的酱来满足味蕾。

　　所以，归根结底，合理的主食结构应当是粗细搭配、粗中有细，既要保证消化吸收和快速供能，又要保证粮谷类淀粉之外的多种营养素，帮助抵御慢性病风险。至于主食中的薯类食物，包括红薯、紫

薯、山药、土豆、芋头等，可以经常吃一些，但不建议用来替代谷类。《中国居民膳食指南（2022）》建议的成年人薯类摄入量为每次50～100 g（生重，其中红薯80 g=土豆100 g），每周4～5份。前面的数据说过，目前我国居民薯类的平均标准人日摄入量为近42 g，离指南建议量还差一点。

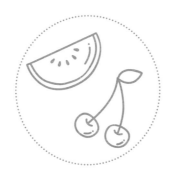

6

如何科学控好主食中的糖

本节内容分为两个方面

1

主食食材自带的"总糖"，也就是总碳水化合物。

2

主食中额外添加的添加糖。

如何控好主食中的总糖（碳水化合物）?

《中国居民膳食指南（2022）》基于1600~2400 kcal能量需要量水平，针对成年人的各类主食食材推荐摄入量为：每天摄入200~300 g的谷类，其中包括50~150 g的全谷类和杂豆类；每天摄入50~100 g的薯类，从能量角度，相当于15~35 g大米。（克重是食材没有烹调前的生重。）

这样一看，似乎挺清晰的，谷类食物无非就是做成米饭、馒头、面条、粥，薯类也很简单，蒸完了直接就能吃。但有时候我们忽略了一些食物的本质！当大米被蒸成米粉或煮成米粥，没有人不认识它，都知道它是主食。但一旦它摇身一变，成了米饼或米线，就有可能被当作零食或"风味小吃"；小麦粉更是容易被混淆，一旦它们跻身入各种糕点，就会被忽视它们作为主食的身份，而被认为是零食。

其实，从严格意义上说，只要是以淀粉，或者以粮谷类、杂豆类和薯类为主要原材料的食物/食品，基本都可以作为主食。因此，以下这些容易被大家忽视的食物/食品，其实都应该被全部或部分当作主食：米饼、萨其马、饼干、桃酥、凉粉、粉丝、粉条、河粉、年糕、薯条、薯片、薯泥、芋头酥、绿豆饼、煮毛豆、炒/拌土豆丝、粉蒸肉的米粉等。这类食物/食品，数不胜数。

因此，如果你的某一餐是米饭配炒土豆丝，或者馒头配大拉皮，其实等于吃了双份的主食。当然，你自己可能完全没有意识到被你归类入配菜里的这些食材，其实就是谷类和薯类食物。它们的共同特点就是含有丰富的碳水化合物。所以，通过以上的内容我们需要掌握以下知识：

① 主食，宏观上包括了谷类、杂豆类和薯类；微观上，经由这些食材"衍生"或加工成的食物，也属于主食。比如当红薯淀粉被加工成粉条时。

② 主食是由其主要营养成分（即淀粉）

决定的，而不是味道、形态，或者习惯性地被归入
菜品。

❸ 合理控制主食的进食量，意味着只要同一餐中有"主食
食材衍生物"，就需要适度地减少一些常规认知的（即
宏观意义上的）主食。

再简化一些，就是：

> 全天主食量=主食食材+主食食材衍生物

如何控好主食中的添加糖

在第五章里，跟大家分享过以下这组数据。

饼干类食品，总糖含量范围在2.5～30 g/100 g，其中威化饼干
和夹心饼干总糖含量较高，发酵类饼干总糖含量较低。

面包类食品，总糖含量范围在8～20 g/100 g，总体上呈现出夹
心面包＞面包棒＞全麦面包＞切片面包。

糕点类食品，总糖含量范围在10.5～20 g/100 g，其中冷加工
糕点和热加工糕点的总糖含量高于西点蛋糕。

但凡是深度加工的打着糕点饼干旗号的"主食衍生物"，都或多
或少地含有一定量的添加糖。就连原味的面包或者咸味面包中，都会
含有2%左右的添加糖，目的是帮助面团更加松软，让成品更具有蓬
松度和迷人的口感。不仅是西式烘焙食品，我们的传统主食也有很多
高糖品种，大家比较熟悉的糖油饼、糖三角、糖花卷、豆沙包、糖火

烧、汤圆、蜜豆粽、奶黄包、南瓜饼、红薯饼、白糖糍粑、甜味八宝粥等，都会大量使用添加糖。

就拿大家都爱吃的麻酱糖火烧为例，面粉和红糖的比例高达2:1。而豆沙包的配方中，红小豆和糖的比例是5:1，奶黄包面粉和糖的比例也基本上要这么高。含糖大户汤圆/元宵，以黑芝麻馅为例，馅料中的黑芝麻和糖的比例是2:1。

所以，如果你是一个喜欢甜味主食的朋友，很可能在不经意间，已经通过主食吃下大量的添加糖。如果你还吃喝其他的高糖食品/饮料，那么添加糖的摄入量会超标，全天的碳水化合物摄入量也会超标。

希望从看完这节开始，你会有意识地降低享受这类含添加糖高的主食的频率，同时，要记得，对高糖主食的进食量要适度节制。

7

薯类并不是粗粮，只吃薯类不吃粮食，可以吗

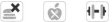

　　联合国粮食及农业组织给出的粮食的概念为粮食即谷物，包括麦类、粗粮类和稻谷类三大类。薯类，其实是蔬菜家族的一员，属于"淀粉类蔬菜"。虽然诸如土豆、红薯、山药、芋头、紫薯这类薯类食物，被中国传统饮食习惯纳入"主食"，作为精米精面的部分替代食物。但是，严格意义上讲，它们是一类蔬菜！

　　在世界各国的膳食指南中，薯类向来都是被列入蔬菜大军的。以2020年底发布的《美国居民膳食指南2020—2025》为例，就在第三章详细阐述过。而在《中国居民膳食指南（2022）》的中国居民平衡膳食宝塔图上，薯类也并未跟谷类画等号，只是让薯类加入"主食"的行列，部分替代精加工的白米白面，帮助人们摄入更多的钾、膳食纤维及维生素C。薯类之所以会被列入主食，一方面是因为它们的构成以淀粉为主且含量很大，能弥补经济欠发达地区粮食供给不足的问题；另一方面，薯类的口感比其他蔬菜更容易被接受，且对种植条件

要求不高但产量高。对于不怎么吃蔬菜的人群，以及受环境限制，蔬菜、水果供给不足的地区的人们，薯类既是主食又是蔬菜，可以帮助降低便秘的发生概率，补充谷类中含量相对低的维生素C，以及一部分β胡萝卜素（主要来自红薯）。

有些人选择用薯类完全替代粮食，要么是为了减肥，要么是为了解决排便问题。

只吃薯类不吃粮食的朋友，往往出于以下两个原因：薯类比粮食的热量低，不那么容易让人长胖，外加上有膳食纤维制造饱腹感，所以也不那么容易让人饿得快；薯类的膳食纤维含量高，有利于通便。这两条理解得正确与否，取决于参照物——粮食的种类。

如果参照物是谷壳和胚芽都去除得较为彻底的精白米，单就能量、蛋白质、维生素、膳食纤维等营养素的含量，薯类确实更具竞争力。将同样100 g蒸熟的米饭、红薯、土豆、山药和芋头作比较。能量上，米饭是完胜各种薯类的，超过110 kcal，比薯类高出40~50 kcal。在蛋白质含量上，彼此相差不多，但薯类的膳食纤维普遍比米饭高出1 g左右。外加上淀粉构型上的差异，在单独吃米饭和薯类，不配肉和菜的前提下，同样进食100 g，以上四种薯类的饱腹感比米饭持续时间久，升高血糖的速度比米饭慢。

所以，用薯类替代白米饭确实是更有利于延缓饥饿感，帮助控制体重和排便。但是，如果换成是全谷类，也就是精米精面以外的粮食，那就是另外一回事了。由于全谷类的打磨不那么精细，得以保留了完整谷粒所具备的胚乳、胚芽和麸皮及营养成分。因此，同样100 g的蒸熟或煮熟的燕麦、大麦、糙米等所能提供的能量虽然依旧是110~120 kcal，但蛋白质和膳食纤维的含量，多会大于等于等量的熟的薯类，而对血糖的影响幅度不会高于薯类，有些全谷类升高血糖的速度甚至会低于薯类。

因此，同样重量的熟的全谷类与薯类相比，在延缓饥饿感、实现更理想的餐后血糖控制、帮助排便方面的健康意义，会更突出。除此之外，近些年的研究发现，来自全谷类的膳食纤维对健康的意义，似乎是不能被来自其他食物的膳食纤维替代的。以对肠道肿瘤的保护效果为例，2019年发表在知名医学期刊《柳叶刀》上的一项荟萃分析研究结果显示，全谷物摄入一定程度可使结直肠癌的患病风险降低13%。

此后，2020年发表在《美国临床营养学》期刊上的一项对10000例结直肠癌病例随访长达15年的前瞻性队列研究的结果，支持了前者的发现：只有谷物食品中的纤维（通过大量进食全谷类获得）与结直肠癌发病率呈负相关，而其他来源或类型的膳食纤维（无论是水果、蔬菜还是豆类，不论是不溶性膳食纤维还是可溶性膳食纤维），虽然也对结直肠癌具有一定的保护作用，但没有达到像全谷类那样的显著效果。

在这10000例病例中，全谷物摄入量最高的人群（1.3份/1000 kcal，约20 g/d）比全谷物摄入量最低的人群（0.2份/1000 kcal）患结肠癌的风险降低了16%、患直肠癌的风险降低了24%。

2022年，来自中国四川大学团队针对饮食与儿童性早熟相关性的研究中，有这样一条发现：来自粮谷类的膳食纤维及大豆摄入量，可以有效地降低性早熟的发生风险，且无男女性别差异。但是，来自蔬菜、水果的膳食纤维就没有这种关联作用。

这些研究发现表明：从提供能量、满足碳水化合物需求的角度，薯类是可以替代粮食的，但也仅限于精细粮食；从蛋白质、膳食纤维需求及健康功效的角度，薯类是不能替代全谷类的；对于消化吸收能力较弱的人群，比如有慢性萎缩性胃炎或咀嚼能力受影响的老年人，有上消化道疾病、容易反酸的人，孕早期妊娠反应剧烈、频繁呕吐的孕妇，辅食添加期的婴儿等，薯类也不能完全替代主食，否则有可能加重这些不适。再一点，类似于不建议用全谷类完全替代精米精面，所以，薯类最好搭配一些全谷类，才能对健康更有保障。

本章参考文献

[1] Afshin Afshin, Patrick John Sur, Kairsten A Fay, et al. Health effects of dietary risks in 195 countries, 1990−2017: a systematic analysis for the Global Burden of Disease Study 2017[J]. The Lancet, 2019, 393(10184): 1958-1972.

[2] Maigeng Zhou, Haidong Wang, Xinying Zeng, et al. Mortality, morbidity, and risk factors in China and its provinces, 1990−2017: a systematic analysis for the Global Burden of Disease Study 2017[J]. The Lancet, 2019, 394(10204): 1145-1158.

[3] 张兵，王惠君，杜文雯，等. 1989—2009年中国九省区居民膳食营养素摄入状况及变化趋势（二）18—49岁成年居民膳食能量摄入状况及变化趋势[J]. 营养学报，2011，33（3）：237-242.

[4] 苏畅，张兵，王惠君，等. 1989—2009年中国九省区膳食营养素摄入状况及变化趋势（五）18—49岁成年居民膳食脂肪与胆固醇摄入状况及变化趋势[J]. 营养学报，2011，33（6）：546-550.

[5] 中国营养学会. 中国居民膳食指南科学研究报告2021[R]. 2021.

[6] Nirmala Prasadi V P, Iris J Joye. Dietary fibre from whole grains and their benefits on metabolic health[J]. Nutrients, 2020, 12(10): 3045.

[7] Andrew Reynolds, Jim Mann, John Cummings, et al. Carbohydrate quality and human health: a series of systematic reviews and meta-analyses[J]. Lancet, 2019, 393(10170): 434-445.

[8] Autumn G Hullings, Rashmi Sinha, Linda M Liao, et al. Whole grain and dietary fiber intake and risk of colorectal cancer in the NIH-AARP Diet and Health Study cohort[J]. The American Journal of Clinical Nutrition, 2020, 112(3): 603-612.

[9] Xiong Jingyuan, Xu Yujie, Liu Xueting, et al. Prospective association of dietary soy and fibre intake with puberty timing: a cohort study among Chinese children[J]. BMC Medicine, 2022, 20(1): 145.

第八章

这些食物，
帮你减糖

...

1

吃够优质蛋白，忘记糖的诱惑

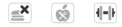

　　增加饱腹感的食物应该成为诸多食物里助力我们减糖的主力队员。在这些减糖主力队员里，富含蛋白质的食物，是当之无愧的1号种子选手。蛋白质之所以能对抗糖的诱惑，靠的不仅仅是增加饱腹感，还有抑制饥饿感的能力。不同氨基酸组成的蛋白质促进饱腹感和抑制饥饿感的能力是不同的。但不管怎样，最终的结果是让我们不想继续吃了，这就达到目的了。

　　而蛋白质之所以能够让我们觉得饿得慢，一部分原因是它们从胃内排空的速度相对较慢，从而传递给大脑"我还很好，没有被饿着"的信号。当大脑感觉良好，它就不会催促我们去找吃食。

　　为了帮助大家更清晰地了解这一逻辑，我们一起简单复习一下食物的摄取和消化过程。这项关乎我们生存的重要功能，是靠胃肠道和大脑之间的相互作用来控制的。来自胃肠道的激素和神经信号是这种双向信号通路的关键参与者。当胃肠道里没有食物，它会产生饥饿信号并刺激食物摄入；相反，当胃肠道中存在食物，饱腹感信号将压倒饥饿信号，使得我们不再惦记吃东西。饥饿感和饱腹感信号之间呈现出一种微妙的平衡，这个平衡一旦被破坏，就会导致能量摄入和能量消耗之间的不平衡，从而造成体重增加或体重减轻，也就是我们胖了或者瘦了。

> 所以，我们的饥饿感和饱腹感是这样循环的：用餐开始前，饥饿感达到最大程度；用餐期间，饥饿感逐渐减少，饱腹感逐渐增加，二者共同作用、决定何时停止进一步摄食；用餐后的饱腹感是最强的，此后随着食物在胃肠道内的消化和我们体力的消耗，饱腹感消退，饥饿感回归，这个循环重新开始，为下一顿饭做准备。

真正的饱腹感，是对食物已经提不起兴趣，再吃就会令胃和大脑深感负担；而饱足却未饱腹，是一种满足感未至，甚至尚有大的缺口，必须再吃一些什么才能自然而然地完全不再惦记食物的状态。其实，不满足的不是你的胃，而是你的大脑。因为它未能获得十足的饱腹信号，所以即便是胃被塞满，大脑依旧不甘心地想要再吃一些。

所以，要想降低对糖的思念，我们首先要让自己真的吃饱，也就是要从一餐食物中获取十足的饱腹感，对其他食物不再有欲望和念想。

研究证实，不同的食物给人体带来的饱腹感程度不同。三大产能营养素——碳水化合物、蛋白质和脂肪，在提供同等热量的前提下，给我们身体带来的饱腹感是有强弱之分的。在这三者当中，蛋白质的饱腹感最强，脂肪的饱腹感最低；而碳水化合物受到其中膳食纤维含量的影响，含膳食纤维量大的饱腹感高于含膳食纤维量少的。

因此，在同等热量的一餐中，如果蛋白质含量偏高，脂肪含量偏少，而碳水化合物中的膳食纤维含量也不低，那这一餐就能给我们带来极大的满足感，让我们的胃和大脑都能"吃饱"，而不再惦记更多的食物。相反，如果这一餐中的蛋白质的量很少，脂肪量比较大，碳水化合物又是不怎么含有膳食纤维的，那么，吃完之后，就算胃已经鼓鼓囊囊了，大脑还会觉得自己没尽兴，还是想要搞点儿什么来提高饱腹的愉悦感。

提到蛋白质三个字，大家首先想到的可能是鸡蛋、肉、禽、鱼、虾。没错，它们都是以蛋白质作为主要营养成分的食物。但是，富含蛋白质的食物不只是这些，我们饮食中蛋白质的来源，主要分为动物性食物和植物性食物。

动物性食物，包括鸡蛋、牛奶、禽畜肉、鱼虾贝蟹等。总体吸收利用率高于植物蛋白，尤其是鸡蛋、牛奶，因而被归类为"优质蛋白质"。

植物性食物，主要来自粮食（比如大米白面杂谷类等）、豆类（比如大豆、豆腐、豆腐干、豆浆、杂豆等，其中来自大豆类食物/食品的蛋白质是植物蛋白中吸收利用率最高的，也是植物蛋白中唯一的一类优质蛋白质）、坚果种子类。蔬菜、水果也会提供一点点蛋白质，但含量没那么高且吸收利用率很一般。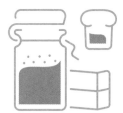

来自动物性食物的蛋白质，以及来自大

豆的蛋白质都是优质蛋白质。营养学上对蛋白质优劣程度，也就是"水平高低"的划分，主要看两个指标：

1. 量，即蛋白质的含量，指每100 g这种食物中含蛋白质的克数。
2. 质量，即蛋白质的氨基酸评分，得分越高则质量越好，越容易被身体吸收利用。

最优质的蛋白质来自牛奶和鸡蛋，各种动物肉排第二，其次是大豆蛋白质。奶制品中的乳清蛋白更是优质蛋白质里的翘楚，含有人体所需的20种氨基酸，生物利用率高，且支链氨基酸和色氨酸含量高。它不仅有助于促进蛋白质合成，调节睡眠和情绪，帮助改善因身体蛋白质营养状况不佳导致的一些不适症状，还有助于减肥。值得一提的是，乳清蛋白是所有动植物蛋白中饱腹感最强的。

之所以要强调优质蛋白质，不只是因为蛋白质的饱腹作用，还因为优质蛋白质的吸收利用率高于相对不那么优质的蛋白质，在有限的摄入量下能让蛋白质的作用最大化发挥，且在保障人体正常运行的同时，产生的代谢废物较少。

因此，在对吸收利用效率和饱腹感两方面作权衡后，建议大家在一日三餐中包含足量的优质蛋白质，帮助大脑感受到饱腹感，不再惦念糖的美好，从而实现减糖。《中国居民膳食指南（2022）》及其他国家的膳食指南，均建议，成年人全天膳食蛋白质中，应该有50%以上来自优质蛋白质。

对于体重超重/肥胖的朋友，如果你抗拒不了糖的诱惑，但立志要恢复健康体重，你可以将全天蛋白质的摄入量增加至120%～150%，不过，即便增加蛋白质类食物的摄入量，也不要吃太多红肉（如猪肉、牛肉、羊肉），尽量以奶及奶制品、白肉（如禽类、鱼虾等水产类）、大豆类及蛋类为主。

敲黑板的知识点

- 我们身体的肌肉主要是由蛋白质构成的。
- 身体的肌肉含量会随着年龄增长而减少。
- 年轻的时候，体内肌肉重量约占总体重的50%，随着年龄增长逐渐减少，到75～80岁时会减少到只占总体重的25%左右。
- 从30岁左右开始，我们的肌肉含量平均每增长10年减少3%～8%。
- 从50岁左右开始，我们的肌肉含量平均每增长10年减少5%～10%，相当于每年减少400 g。
- 伴随年龄增长，肌肉含量减少和体脂率上升是同步发生的，且肌肉含量的减少会影响我们的代谢速度。
- 伴随着肌肉含量的减少，骨骼肌的力量也在降低。
- 要想对抗伴随年龄增加而导致的肌肉量减少，需要做到两点：足量的膳食蛋白质摄入；合理的增肌运动。

2

植物蛋白，不仅减糖还能减肥

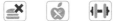

植物蛋白的来源主要包括以下几种：

1. 粮食，即水稻（大米）、小麦（面粉）以及杂谷类。
2. 豆类，包括大豆及制品（如豆腐、豆腐干、豆浆等），以及其他豆类及制品（如黑豆、红小豆、绿豆、鹰嘴豆、豌豆等）。
3. 坚果种子，如树生坚果核桃、杏仁、开心果、榛子等，以及种子类如花生、芝麻等。
4. 蔬菜、水果，虽然不能忽略为零，但含量非常少，且蛋白质质量低。

其中来自大豆类食物/食品的蛋白质消化率校正氨基酸评分（蛋白质质量的公认评估方法）与牛奶、肉类和蛋类相当，且大豆蛋白质中含有大量的亮氨酸，被证明对蛋白质合成和肌肉量增长有重要的作用。近些年，伴随着偏植物性饮食结构在全球范围内被各学术团体和权威机构高度重视及推广，以大豆蛋白质为主的植物蛋白也越来越受青睐。

除了优质蛋白质，如大豆这样的植物性食物，还能为人类提供对预防慢性病及癌症有益的不饱和脂肪酸和大豆低聚糖，不仅有利于心血管健康，还有助于调节肠道微生态环境，通过促进肠道有益菌的生长来促进多器官的全面健康。

以2018年发表在*Obesity Science & Practice*上的一项为期12个月的随机对照研究为例，将71名超重或肥胖的成年人（其中女性58名，男性13名）随机分配为在每天的饮食中包括3份大豆蛋白质（由一包大豆蛋白粉、一支大豆蛋白棒和一个冷冻大豆蛋白饼组成）或非大豆蛋白质食物（可以来自食物，也可以是蛋白粉或蛋白棒）的两组，辅以规律的健康饮食及生活方式、体重管理团体课程和实际锻炼（比如每周6天70分钟的中等强度运动的锻炼计划等），持续1年。试验所提供的3份蛋白质（无论来自大豆还是非大豆），均保证了参与者每日蛋白质需求量的50%～60%，其余40%～50%的膳食蛋白质来自健康食物清单里的自由选择，可以自由选择动物蛋白或植物蛋白。

最终，通过对体重和身体成分（使用双能X射线吸收测定法）及血脂、血压、血糖等各项的测定，确定大豆蛋白组和非大豆蛋白组在体重减少量，体脂率、身体瘦组织量的改变，血压、血脂、血糖的改善，以及体力活动增强情况方面，都没有显著差异。

该研究有效证明了通过摄入大豆蛋白质是可以满足我们每日蛋白

质需求量（无论是正常蛋白质供能比还是高蛋白饮食）的，说明无论是实验室理化实验，还是人体试验，都证明了：对于健康的非老年成年人（非老年人，因为老年人的蛋白质需求和摄入情况，决定了他们对不同来源蛋白质的需求量会有较大差异），大豆蛋白质的质量可以与动物蛋白媲美，在超重/肥胖的健康成年人减重效果上与动物蛋白相当。

　　另一篇来自伊朗的对照研究，也证实大豆蛋白可以增强饱腹感、帮助减重。该研究让120名20～40岁的非孕期非哺乳期肥胖女性每天上午10点吃1份210 kcal的零食。不过，其中一部分参与者吃的是以大豆蛋白质作为唯一蛋白质来源的高蛋白零食，另一部分人吃水果。除此之外，不需要对日常生活习惯作任何改变，无论是饮食还是运动。如此坚持6个月后，大豆蛋白零食那组平均减重2.9 kg，腰围减少4.3 cm。水果零食那组平均减重0.3 kg，腰围缩小0.9 cm。同时，大豆蛋白组食欲显著降低，而水果组食欲没有明显改变。类似的研究还有很多。

　　　　大豆类食物，对于增强饱腹感、控制体重、减少因食欲不满足而对糖的渴望，还是相当有效果的。所以，在饮食中每天安排一些豆制品，无论是放在你最不容易吃满足的那一餐前作为加餐，还是直接安排在那一餐中作为这顿饭蛋白质的主要来源，都会有助于增强饱腹感和满足食欲，避免餐后惦记小甜点。

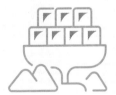

　　总体来看，近十多年的研究发现，植物蛋白摄入量的增加可能有助于我们的整体健康，例如，改善糖尿病患者的血糖，降低某些癌症的发生风险，促进消化道健康，以及减轻体重。

　　正因为植物来源的蛋白质对我们的长期健康有诸多优于动物来源蛋白质的优势，包括中国、美国、加拿大等国家近年来的膳食指南中，都在建议公众通过动物+乳制品+植物来源蛋白质的混合蛋白质，来保障膳食蛋白质的需求量，并鼓励和呼吁大家从豆类、豆制品、坚果、种子中增加植物蛋白在全天蛋白质摄入量的占比。因为它们不仅可以为我们提供蛋白质，还能同时限制饱和脂肪、精制谷物和添加糖的摄入量。我们的膳食指南也是建议每天进食25～35 g的大豆，或等量的豆制品。

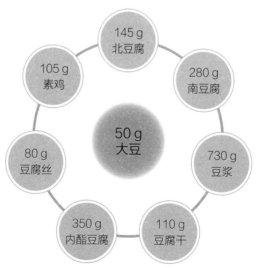

豆类食物互换图（按蛋白质含量）
图片来源：《中国居民膳食指南（2022）》

这些食物既能减糖，也能使人快乐

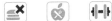

能给人带来满足感和愉悦感的食物里，坚果种子类必须榜上有名。在《中国居民膳食指南（2022）》的膳食宝塔上，坚果种子类与大豆在同一组，建议量为每周50~70 g，即每天10 g左右。在有些国家的膳食指南中，坚果种子也是与大豆及豆制品一组，但是被归类到了"蛋白质类食物"组，与肉蛋鱼奶共同作为膳食蛋白质的主要来源。

由此可见，坚果种子类食物的蛋白质含量是不可忽视的。如榛子、开心果、杏仁等坚果，平均每100 g可食部分的蛋白质含量在20 g以上；而南瓜子仁、西瓜子仁、花生等种子中的蛋白质含量高达24%~33%。再加上坚果种子都是脂肪含量很高的食物，饱腹感和满足感自然是不在话下的。

不过，坚果种子中的总蛋白质含量虽然不低，但由于其中苏氨酸含量低，因此并非高质量的蛋白质，没法与大豆蛋白媲美。但是，如果把它们与大豆、蔬菜等其他食物搭配吃，就能够弥补这种氨基酸成分受限的小缺点（例如西芹腰果、松仁玉米、老醋花生拌菠菜等），这也是坚果是严格素食者重要的蛋白质来源之一的原因。

坚果怎么吃呢？既可以像上面说的那样入菜肴，也可以跟全谷类一起煮粥，或者做成如核桃发糕这样的主食。对于上班族而言，用一小包坚果当下午的小加餐，是最便捷的方式，不仅可以缓解下班前的饥饿感，有助于控制晚餐的饭量，还能帮助大家有效降低心血管疾病的发生风险和全因死亡率。

来自世界各国诸多的系统评价、队列研究、大型干预试验、对照试验的结果都用令人信服的证据证实，在均衡饮食的基础上，规律摄入坚果，可以有效降低致死性与非致死性冠心病、心肌梗死和猝死的风险，且对于预防脑卒中也有一定的帮助。

坚果（这里所说的坚果主要是树生坚果和花生。树生坚果包括开心果、杏仁、榛子、核桃、山核桃等）富含单不饱和脂肪酸（MUFA；主要是油酸）、多不饱和脂肪酸（PUFA；主要是亚油酸和 α-亚麻酸）、L-精氨酸、蛋白质、膳食纤维、维生素E、B族维生素、非钠矿物质、植物甾醇及多酚等具有生物活性的植物化学物质。这些成分综合在一起，通过改善脂质和载脂蛋白轮廓，降低氧化应激，改善内皮功能来预防心血管疾病，以及降低因心血管疾病导致的死亡率。每日摄入28～30 g标准分量的坚果，可以观察到包括总胆固醇、LDL胆固醇、ApoB和甘油三酯在内的血脂各项指标的显著下降。28 g坚果是多少呢？可参考坚果/种子净重比较表。

这些健康益处，对于患有糖尿病的朋友们来说，更有帮助。2019年发表在美国心脏协会期刊 *Circulation Research* 上研究证实，在确诊糖尿病后，每周坚持吃5份坚果，能够将心血管疾病发生率降低11%，冠心病发生率降低15%，心血管疾病死亡风险及全因死亡风险分别降低25%和27%。

坚果/种子净重比较

坚果/种子	10 g（净重）	15 g（净重）	28 g（净重）	热量（每100 g）
核桃	1个半	~2个	4个	627 kcal
杏仁/巴坦木	9颗	13~15.5颗	25~28颗	605 kcal
开心果	16颗	24颗	45颗	614 kcal
榛子	7颗	10.5颗	19颗	542 kcal
松子仁	53颗	80颗	148颗	698 kcal
腰果	4~5颗	7~8颗	14颗	552 kcal
碧根果	2~2.5个	3~3.5个	6~7个	670 kcal
夏威夷果	3~3.5颗	4~5颗	8~10颗	567 kcal
西瓜子仁	75颗	113颗	210颗	556 kcal
花生仁（炒）	10颗	15颗	28颗	581 kcal

4
蔬菜助你顺利跟糖说拜拜

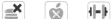

蔬菜是一类蛋白质含量非常低的食物，因此，它们是不能通过蛋白质这个途径来帮助我们增加饱腹感的。但是，蔬菜有它们自己的法宝，包括但不限于大量的膳食纤维成分。在第二章中介绍过，多糖家族中那些不能被人体吸收利用的分子，以及由3~9个碳原子组成的低聚糖，都符合广义的膳食纤维的定义，同时提到，膳食纤维对人类健康的贡献不只是肠道清道夫和保护者的角色，还兼顾了降低餐后血糖和/或胰岛素水平的重要功能。

膳食纤维帮助控制餐后血糖的原理并不复杂：它们具有遇水膨胀的特性，当它们和食物结合在一起，可以增加食物在胃内的体积和黏稠度，让胃内食物向小肠传递的速度变慢，使得胃内排空速度减慢（也就是胃里不会很快空荡荡），这就会让我们觉得胃里是有东西的，饱腹感持续的时间会比较久。外加上膳食纤维不提供或者提供很少的能量，所以一方面减少我们进食的能量，另一方面让我们因为不那么容易饿而少吃，从而帮助我们减重和控制体重。

此外，我们的饱腹感和饥饿感，还与血糖水平的波动有关。当血糖降低，我们的饱腹感就会减弱，饥饿感就会随之攀升；而一旦血糖水平升上来，我们的饱腹感就会增强，饥饿感就会相应消失或下降。这一点，在前面对添加糖的介绍中，已经说过很多。所以，蔬菜帮助增加饱腹感，让我们不再那么想念糖的香甜的工具之一，就是膳食纤维。

 日本学者做过一个有趣的随机对照试验，观察是否可以通过增加蔬菜量来媲美高脂肪美味食物的饱腹感与满足感。他们让40名年轻的日本女性食用高脂肪午餐（含有38.1 g脂肪）和对照餐。对照餐包含相同量的米饭和汉堡包，以及不同含量的西蓝花（分别是80 g、120 g、160 g、200 g、240 g和280 g），对餐前及餐后0.5 h、1 h、2 h、3 h、4 h和5 h的饱腹感进行测试。结果，含有200 g和280 g西蓝花的对照餐，在餐后所有时间点的饱腹感都高于含80 g西蓝花的餐。而相比于高脂肪餐，虽然几乎所有高脂肪餐的饱腹感和满意度都高于含蔬菜的对照餐，但含有200 g以上西蓝花的对照餐的餐后饱腹感和满足感都与高脂肪餐相似。

除了膳食纤维，上面的研究还提到，蔬菜水分含量的高低，同样会影响饱腹感。在膳食纤维含量相似的前提下，水分含量高一些的，饱腹感也会明显一些。大家想想看，吃完茄子、南瓜、黄瓜、萝卜、冬瓜……这类既含有一定量膳食纤维，又具有较高水分含量的蔬菜，是不是会比较容易产生"饱"的感觉呢？

蔬菜增加饱腹感的另一个法宝就是，它需要我们花费更多的时间和力气去咀嚼。换句话说，蔬菜为细嚼慢咽制造了更多的机会，这首先给了胃及其他器官充足地感受食物量的机会。就在我们还在努力嚼，只完成了一餐的一半时，人体就已经感受到了八成饱。相反，如果一餐食物都是可以迅速狼吞虎咽的，那么，等我们感觉到饱的时候，往往已经吃超量了。其次，咀嚼过程会让我们咽下更多的空气。气体，这种非营养成分，也会增加我们的饱腹感。原理无须解释，也比较容易一目了然，也是通过增加进入胃内的食物的体积来实现最终的效果。

所以，要想一顿饭更容易让自己"满足"，除了保证蔬菜的摄入量在200～250 g，还要认真品味食物的味道，通过仔细地咀嚼来让我们的身体及时产生已经吃饱的信号，避免一顿吃进去过多的热量，也避免我们的大脑吃完了还惦记那些美味的甜食。如果你想健健康康地远离添加糖，在你最容易吃多的那一餐中增加绿叶菜的量，会是个不错的选择。

绿叶蔬菜在上述基础上，还多出一个神器，它叫"类囊体"。类囊体是叶绿体的内部光合膜系统，可以从菠菜等绿叶菜的叶子中提取。类囊体由各种膜结合蛋白、半乳糖脂、磷脂，以及叶绿素、类胡萝卜素、玉米黄质和叶黄素等抗氧化剂组成。经研究发现，类囊体具有抑制饥饿感、促进饱腹感、降血脂和降血糖的特性。类囊体促进饱腹感的部分原因可能是通过抑制胰脂肪酶/结肠脂肪酶活性来减少脂肪消化，而胰脂肪酶/结肠脂肪酶会促进能够产生饱腹感的激素如胆囊收缩素和胰高血糖素样肽（GLP-1）的释放。类囊体不仅可以抑制饥饿感，还能降低对美味食物如巧克力等高糖食物、高脂肪食物、高钠食物的渴望。所以，类囊体被认为可以在短时间内帮助控制体重。

敲黑板的知识点

如果你想减糖和减肥双减成功，不妨试试将三餐中三大供能营养素供体食物的进食顺序调整为：先吃蔬菜，再吃肉蛋鱼豆，最后吃主食。

已经有一些针对糖尿病患者餐后血糖控制的研究证实，按照这个顺序进食，有助于餐后血糖的平稳，可以降低血糖骤起骤落的发生。在前面的章节跟大家说过，餐后血糖的迅速升高和快速降低，会让我们很快觉得饿、想要吃更多的东西来安抚大脑和血糖。相反，如果餐后血糖平稳升高缓慢降低，我们的饱腹感就能持续得更持久一些。

5

蔬菜吃不够，菌藻来帮忙

　　食用菌类和藻类食物被归属于蔬菜这个大家族。食用菌是指供人类食用的真菌类食物，大家餐桌上常见的有香菇、平菇、杏鲍菇、蟹腿菇、猴头菇、竹荪、银耳、木耳等。藻类是无胚并以孢子进行繁殖的低等植物，可供人类食用的有海带、紫菜、裙带菜、发菜等。这两类食物能为我们提供怎样的营养价值呢？既然属于蔬菜这个家族，其营养特点自然是与常见蔬菜有共性。总体来说，菌藻类食物具有能量低、膳食纤维、维生素和微量元素含量丰富，且富含植物化学物质等特点。

　　在前面第二章的多糖一节，跟大家提到过菌类多糖具有特定的保健作用。而藻类中，也含有丰富的多糖。菌藻类食物中的多糖都是膳食纤维，所以，都能够起增强饱腹感、延缓饥饿感，避免大脑动不动就琢磨甜食的作用。以海带为例，它含有丰富的岩藻多糖，属于可溶性膳食纤维。进食后能够延缓胃排空和食物通过肠道的时间，从而大大延缓餐后血糖的上升速度，从而达到维持血糖平稳、保持较长时间的饱腹感的目的。常被我们推荐给诊断为糖尿病的朋友们，对控制进食欲望和进食量，维持血糖及体重的稳定，非常有帮助。

如果你的蔬菜摄入量一般，但是很喜欢吃菌藻类食物，不妨在三餐里多安排一些，无论凉拌、炖煮、清炒，都很健康美味，也是其他蔬菜的良好补充。

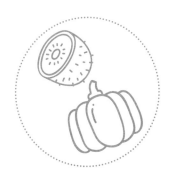

本章参考文献

[1] Ali Kohanmoo, Shiva Faghih, Masoumeh Akhlaghi. Effect of short-and long-term protein consumption on appetite and appetite-regulating gastrointestinal hormones, a systematic review and meta-analysis of randomized controlled trials[J]. Physiology Behavior, 2020, 226: 113123.

[2] Faidon Magkos. The role of dietary protein in obesity[J]. Reviews in EndocrineMetabolic Disorders, 2020, 21(3): 329-340.

[3] Janssen I, Heymsfield S B, Wang Z M, et al. Skeletal muscle mass and distribution in 468 men and women aged 18-88 yr[J]. Journal of Applied Physiology, 2000, 89(1): 81-88.

[4] Drummen Mathijs, Tischmann Lea, Gatta-Cherifi Blandine, et al. Dietary protein and energy balance in relation to obesity and co-morbidities[J]. Frontiers in Endocrinology, 2018, 9: 443.

[5] Rakic S, Dopsaj M, Djordjevic-Nikic M, et al. Profile and reference values for body fat and skeletal muscle mass percent at females, aged from 18. 0 to 69. 9, measured by multichannel segmental bioimpedance method: serbian population study[J]. International Journal of Morphology, 2019, 37(4)：1286-1293.

[6] Kalyani R R, Corriere M, Ferrucci L. Age-related and disease-related muscle loss: the effect of diabetes, obesity, and other diseases[J]. Lancet Diabetes&Endocrinology, 2014, 2(10): 819-829.

[7] Sebely Pal, Jenny McKay, Monica Jane, et al. Nutrition in the Prevention and Treatment of Abdominal Obesity [M]. Arizona: Ronald Ross Watson, 2019.

[8] Pal S, Radavelli-Bagatini S, Hagger M, et al. Comparative effects of whey and casein proteins on satiety in overweight and obese individuals: a randomized controlled trial[J]. European Journal of Clinical Nutrition, 2014, 68(9): 980-986.

[9] Haghighat Neda, Ashtary-Larky Damoon, Bagheri Reza, et al. Effects of 6 months of soy-enriched high protein compared to eucaloric low protein snack replacement on appetite, dietary intake, and body composition in normal-weight

obese women: a randomized controlled trial[J]. Nutrients, 2021, 13(7): 2266.

[10] Speaker K J, Sayer R D, Peters J C, et al. Effects of consuming a high-protein diet with or without soy protein during weight loss and maintenance: a non-inferiority, randomized clinical efficacy trial[J]. Obesity Science & Practice, 2018, 4(4): 357-366.

[11] Christianto Putra, Nicolai Konow, Matthew Gage, et al. Protein source and muscle health in older adults: a literature review[J]. Nutrients, 2021, 13(3): 743.

[12] Ahnen R T, Jonnalagadda S S, Slavin J L. Role of plant protein in nutrition, wellness, and health[J]. Nutrition Reviews, 2019, 77(11): 735-747.

[13] Angela Bechthold, Heiner Boeing, Carolina Schwedhelm, et al. Food groups and risk of coronary heart disease, stroke and heart failure: a systematic review and dose-response meta-analysis of prospective studies[J]. Critical Reviews in Food Science and Nutrition, 2019, 59(7): 1071-1090.

[14] Ashkan Afshin, Renata Miicha, Shahab Khatibzadeh, et al. Consumption of nuts and legumes and risk of incident ischemic heart disease, stroke, and diabetes: a systematic review and meta-analysis[J]. American Journal of Clinical Nutrition, 2014(1): 278-288.

[15] Dagfinn Aune, NaNa Keum, Edward Giovannucci, et al. Nut consumption and risk of cardiovascular disease, total cancer, all-cause and cause-specific mortality: a systematic review and dose-response meta-analysis of prospective studies[J]. BMC Medicine, 2016, 14(1): 207.

[16] Alexandra J Mayhew, Russell J de Souza, David Meyre, et al. A systematic review and meta-analysis of nut consumption and incident risk of CVD and all-cause mortality[J]. Br J Nutr, 2015, 115(2): 212-225.

[17] Weng Y Q, Yao J, Guo M L, et al. Association between nut consumption and coronary heart disease[J]. Coronary Artery Disease, 2016, 27(3): 227-232.

[18] Edward Bitok, Joan Sabaté. Nuts and Cardiovascular Disease[J]. Progress in Cardiovascular Diseases, 2018, 61(1): 33-37.

[19] Liu Gang, Guasch-Ferré Marta, Hu Yang, et al. Nut consumption in relation to cardiovascular disease incidence and mortality among patients with diabetes mellitus[J]. Circulation Research, 2019, 124(6): 920-929.

[20] Isaac Amoah, Carolyn Cairncross, Fabrice Merien, et al. Glycaemic and appetite suppression effect of a vegetable-enriched bread[J]. Nutrients, 2021, 13(12):

4277.

[21] Salleh S N, Fairus A A H, Zahary M N, et al. Unravelling the effects of soluble dietary fibre supplementation on energy intake and perceived satiety in healthy adults: evidence from systematic review and meta-analysis of randomised-controlled trials[J]. Foods, 2019, 8(1): 15.

[22] Gustafsson K, Asp N G, Hagander B, et al. Influence of processing and cooking of carrots in mixed meals on satiety, glucose and hormonal response[J]. International Journal of Food Sciences&Nutrition, 1995, 46(1): 3-12.

[23] Moorhead S A, Welch R W, Barbara M, et al. The effects of the fibre content and physical structure of carrots on satiety and subsequent intakes when eaten as part of a mixed meal[J]. British Journal of Nutrition, 2006, 96(03): 587-595.

[24] Gustafsson K, Asp N G, Hagander B, et al. Dose-response effects of boiled carrots and effects of carrots in lactic acid in mixed meals on glycaemic response and satiety[J]. European Journal of Clinical Nutrition, 1994, 48(6): 386-396.

[25] Gustafsson K, Asp N G, Hagander B, et al. Effects of different vegetables in mixed meals on glucose homeostasis and satiety[J]. European Journal of Clinical Nutrition, 1993, 47(3): 192-200.

[26] Gustafsson K, Asp N G, Hagander B, et al. Satiety effects of spinach in mixed meals: comparison with other vegetables[J]. International Journal of Food Sciences and Nutrition, 1995, 46(4): 327-334.

[27] Consortium I A. Dietary fibre and incidence of type 2 diabetes in eight European countries: the EPIC-InterAct study and a meta-analysis of prospective studies[J]. Diabetologia, 2015, 58(7): 1394-1408.

[28] Adachi C, Yamanaka-Okumura H, Katayama T, et al. Single vegetable meal content equivalence as an alternative to fat for satiety: a randomised trial in Japanese women[J]. Asia Pacific Journal of Clinical Nutrition, 2016, 25(3): 478-486.

[29] Welch, Robert W. Satiety: have we neglected dietary non-nutrients?[J]. Proceedings of the Nutrition Society, 2011, 70(2): 145-154.

[30] Julia M W, Julia M W, David J A, et al. Carbohydrate digestibility and metabolic effects[J]. Journal of Nutrition, 2007, 137(11): 2539S-2546S.

[31] Stenblom E L, Egecioglu E, Landin-Olsson M, et al. Consumption of thylakoid-rich spinach extract reduces hunger, increases satiety and reduces cravings for

palatable food in overweight women[J]. Appetite, 2015, 91(17): 209-219.

[32] Amirinejad A, Heshmati J, Shidfar F. Effects of thylakoid intake on appetite and weight loss: a systematic review[J]. Journal of Diabetes and Metabolic Disorders, 2019, 19(22): 1-9.

[33] Sun L, Goh H J, Govindharajulu P, et al. Postprandial glucose, insulin and incretin responses differ by test meal macronutrient ingestion sequence (PATTERN Study)[J]. Clinical Nutrition, 2019, 39(3): 950-957.

[34] Kubota S, Liu Y, Iizuka K, et al. A review of recent findings on meal sequence: an attractive dietary approach to prevention and management of type 2 diabetes[J]. Nutrients, 2020, 12(9): 2502.

第九章

减糖可以
多吃水果吗
...

水果所含的糖，占主体的一共有三种，分别是葡萄糖、果糖和蔗糖。通过前面章节的学习，大家应该已经知道，这三种糖都是单糖和二糖，所以都属于简单糖。

　　水果被我们吃进肚子后，用来供给身体的能量，就由这三种糖提供。不过，这三种糖进入肠道以后的吸收和代谢过程是不同的。

水果里有哪些糖

葡萄糖的吸收和代谢

葡萄糖进入小肠后，会被肠系膜细胞直接吸收进入血液。当血液里的血糖浓度升高，胰脏会迅速接收到信号，释放"血糖快递员"胰岛素，帮助葡萄糖进入细胞内的线粒体。葡萄糖在线粒体内会完成它们最重要的代谢任务——氧化供能，为我们的呼吸、行动、思考等各种生命活动提供能量，保障我们顺利地活着。当线粒体的需求被满足，多余的葡萄糖就会陆续被运到肝脏、肌肉、肾脏，以肝糖原、肌糖原、肾糖原的形式储存起来备用。

当糖原的储存量满额，再多出来的葡萄糖就没办法被停放在糖原仓库里了。怎么办呢？人体有个强大的后备军——脂肪组织。对于任何多余的能量，脂肪组织都会慷慨大度地提供存储空间：来！放这儿！想存哪儿存哪儿！反正脂肪细胞可以膨胀无数倍，像个可以一直充气的气球。

不过，多余的葡萄糖在转变成脂肪后，储存的位点到底是腰腹部，还是大腿、屁股，还是肝脏等脏器，那就看遗传和运气啦。就对健康的长期影响而言，肯定是存在下肢，优于存在人体中段，梨形身材比苹果形身材发生慢性病的风险要小很多。

果糖的吸收和代谢

果糖虽然也是单糖，吸收和代谢过程却跟葡萄糖不同。果糖不会直接被吸收进入血液，所以不会直接引起血糖浓度的升高。但是，果糖最终也是要变成葡萄糖的，只是，它们需要先去肝脏报到，由肝脏对果糖改头换面，把它们转化为葡萄糖。一旦被转变成葡萄糖，后面的故事就和上面一样了。

所以，果糖进肚后，虽然不会直接引起血糖的升高，但最终还是会参与血糖的升高，在多余的情况下转化为脂肪储存。只不过是中间经过了一道手续，要先在肝脏内变个身。这也是果糖含量高的食物的升糖指数相对会低一些的原因。从果糖的吸收和代谢过程，我们不难看出，过多摄入果糖会大大增加肝脏的工作量。如果拼命吃吃喝喝含有大量果糖的食物或饮品，势必会让肝脏加班加点，最终累趴下。

> 注意：无论果糖还是葡萄糖，为人体提供的能量都是相同的，每克供能约4 kcal。

蔗糖的吸收和代谢

作为双糖的蔗糖，进入肠道后，先要被拆解。小肠黏膜的蔗糖酶会把一分子蔗糖分解成一分子葡萄糖和一分子果糖。这些葡萄糖和果糖，会按照上面说的流程被身体处理和利用。因此，我们可以简单地理解为，水果里的这三大主要糖分，最终都是以葡萄糖和果糖的形式被身体利用。用不完的，就存在该存的地方，如果富余出来的部分，就变成我们身上可爱的小脂肪，让我们看上去更加圆滚滚一些。

除了这三种可以提供能量的糖，水果中还含有一种不提供能量的糖，即膳食纤维。它们也是水果对人类健康贡献最大的一类糖。水果成熟后，三维水合细胞壁里的纤维组分——果胶、半纤维素和纤维素的分解增加，为微生物的"造访"和发酵创造了更多的机会。在这里，带着大家进一步了解一下水果里的这三种膳食纤维。

果胶

果胶是水果和蔬菜细胞壁胞间层的一种酸性多糖，占水果细胞壁纤维含量的35%，由300~1000个单糖组成，是被甲酯化至一定程度的半乳糖醛酸多聚体，分子量5万~30万。果胶的特性是可以溶于水，且溶解后呈现出黏糊糊的性状，属于可溶性膳食纤维，具有增强胃肠蠕动，促进营养素吸收的功能。有助于改善腹泻和便秘，降低肠道癌症、糖尿病、超重肥胖的风险，还有助于降低胆固醇，帮助控制血糖，促进重金属排出。果胶被广泛应用于食品加工业，常被用作增稠剂、稳定剂、乳化剂，在一些酸牛奶、果酱、果冻、果蔬汁、固体饮料、冰激凌中，经常能在配料表里看到果胶二字。可以说，果胶是研究最广泛的水果纤维益生元成分。

果胶的天然食物来源：柑橘类如橘子、柠檬、葡萄柚、橙子等水果的果皮，是果胶最丰富的来源，其次是苹果和草莓。此外，香蕉、树莓、蓝莓、杏中的果胶含量也是较为丰富的。蔬菜里胡萝卜是果胶含量特别丰富的。其次，青豆、番茄、土豆、豌豆、红薯、圆白菜、西葫芦等，也含有较为丰富的果胶。

半纤维素

半纤维素，顾名思义，一定比纤维素的分子小。它是由五碳糖和六碳糖连接而成的多聚糖，一部分半纤维素是可溶解于水的。半纤维素是植物细胞壁的组成成分之一，约占植物细胞壁干重的30%，也是肠道细菌或瘤胃细菌发酵最喜爱的"食物"。半纤维素进入结肠后，会被肠道细菌分解发酵，所以它跟果胶有相似的健康意义，可以促进肠道有益菌的增殖，并帮助人体调节血脂和血糖，控制体重，降低肠癌发生率。

纤维素

纤维素是由数千个葡萄糖通过β-1,4-糖苷键连接而成的直链聚合物，也是植物细胞壁的组成成分，占植物细胞壁干重的30%～50%。纤维素是自然界中分布最广、含量最多的一种多糖。它与果胶和半纤维素最大的区别在于，它不能溶解于水溶液，属于不可溶性膳食纤维。但它与果胶和半纤维素一样，在我们的肠道内都不会被消化酶水解。纤维素虽然不溶于水，但却具有强吸水性，所以，它可以通过吸水而使粪便松软且体积增大，同时能够促进肠蠕动，从而加速粪便的排泄，缩短代谢废物和致癌物质在肠道内的停留时间，减少它们对肠道的不良刺激，帮助预防便秘和肠癌。

　　水果被我们进食后，会在胃内被"破壁"，像个超级破壁机一样的胃，可以把经由我们的牙齿咀嚼切碎的水果，进一步分解成更小的颗粒，直至破坏掉它们的细胞壁，让其中的各种营养成分可以顺利进入肠道，单糖和双糖会被吸收，而膳食纤维组分则会进入结肠被发酵。水果中这些可以被肠道菌群发酵的膳食纤维，发挥着益生元的作用。肠道有益菌在接受这些具有益生元活性的水果纤维的投喂后，可以茁壮成长，为我们的健康发挥多种潜在益处。

2

减糖，是否可以不吃水果

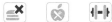

2019年，全球顶级医学期刊《柳叶刀》发表了两篇有关饮食结构与死亡率相关性的重磅研究结果。第一篇发表于4月，来自国外研究机构，对1990～2017年间世界195个国家的主要食物与营养素摄入情况，以及因此对慢性非传染性疾病死亡率和发病率的影响进行了汇总分析。结果发现，在全球范围内，2017年，饮食问题导致了1100万死亡病例和2.55亿残疾调整生命年（缩写为DALYs，指从发病到死亡所损失的全部健康寿命年，包括因早死所致的寿命损失年和伤残所致的健康寿命损失年两部分）。其中，超出500万的饮食相关死亡病例和1.77亿饮食相关DALYs发生在70岁以下的成年人中。

汇总起来，全球范围内20%的死亡，是因为"吃错了饭"，即饮食结构不均衡。导致死亡和DALYs的饮食因素中，排名前三的依次是：

研究还指出，因饮食问题而导致的非传染性疾病，主要是心血管疾病、肿瘤、2型糖尿病，这三类疾病也是造成死亡和DALYs的重要原因。根据2017年的统计数据，中国因饮食问题导致的心血管

疾病死亡率和癌症死亡率在全球人口前20的国家中均排名第一。仅2017年一年，就有310万中国人死于不合理饮食。

我们再来看看同年9月发表的，由中国疾病预防控制中心与美国华盛顿大学健康测量及评价研究所（IHME）合作完成的2017年中国疾病负担研究——《中国及各省死亡率、发病率和危险因素，1990—2017：2017年全球疾病负担研究的系统分析》。统计数据来自中国34个省份，时间跨度为1990～2017年。对全因死亡率和死因别死亡率、过早死亡损失寿命年（YLLs）、伤残损失健康生命年（YLDs）、伤残调整寿命年（DALYs）等指标进行了估算和总结。结果显示，2017年：

❶ 脑卒中、缺血性心脏病、肺癌、慢性阻塞性肺疾病、肝癌是导致中国人过早死亡损失寿命年（YLLs）的前五大死因。

❷ 肌肉骨骼疾病、精神障碍、感觉器官疾病、其他心血管疾病、神经疾病，是导致中国人伤残损失健康生命年（YLDs）的前五大死因。

③ 脑卒中、缺血性心脏病、慢性阻塞性肺疾病、肺癌、道
路意外伤害是导致伤残调整寿命年（DALYs）的前五
大原因。

导致2017年中国人死亡率和DALYs的十大危险因素中，不当膳食及不良生活方式因素占了好几条，分别是：吸烟、高钠饮食、全谷类摄入不足、水果摄入量不足、饮酒、BMI超标。我国一项针对1982～2012年间，中国成人膳食变化与心血管代谢性疾病死亡率关系的研究结果也显示，截至2012年，在中国成人所有膳食因素与估计的心血管代谢性死亡数量有关的归因中，比例最高的是高钠摄入占17.3%、水果摄入不足占11.5%、水产类ω-3脂肪酸摄入不足占9.7%。不仅如此，适量摄入水果还有助于减重。加拿大有学者曾对26340人做过调查，结果发现，与每天水果摄入量少于1份的人相比，那些每天吃2份以上水果的人发生肥胖的风险降低了10%，腹部肥胖风险降低12%。我国2018年的一项队列研究观察到，水果和蔬菜的摄入量可以显著降低中国男性的体重和BMI。综上所述，减糖不能不吃水果！

虽然水果中可以给我们带来能量并升高血糖的糖，都是简单糖。但它们与果汁和含糖饮料里的简单糖的存在形式有很大的差异。水果里的简单糖，是与水果果肉里的膳食纤维"捆绑"在一起的，而不是完全"游离"在液体中的。进入人体的过程，需要我们经由咬、咀嚼、吞咽、胃内研磨、逐步送入小肠这一系列流程来完成。由于过程需要消耗一定的时间，所以对血糖的影响速度和程度是远不及"喝糖"快的。

　　完整水果所含的膳食纤维，可以增加我们的饱腹感，很容易让胃内产生充盈感。同时，相比于很多可以放在两餐之间吃的小加餐或者零食，水果是一类能量密度相对较低的食物。它们体积相对较大，膳食纤维含量更丰富，虽然也含一定量的简单糖，但能量却比果汁及其他很多加工食品低，有助于增加饱腹感，减少正餐或者全天的总能量摄入。完整水果还能提供膳食纤维、多种维生素（绝不止维生素C一种）、钾、镁、有机酸、多种具有抗氧化功能的生物化学物质（如黄酮类、芳香物质等），它们对人体的健康益处不胜枚举。

　　相比之下，饮料和果汁所提供的添加糖的量，远比能让我们感觉到"有些饱"的水果所能提供的糖多。举例说明，一颗中等大小的橙子约200 g，可食用部分150 g，含糖量约15 g，膳食纤维含量约4 g，但一杯200 mL的橙汁，含糖量20 g左右，常常不含膳食纤维。大多数情况下，一个人一口气吃2个橙子就能感到满足，那就等于摄入了约30 g糖，而200 mL橙汁却往往只是"润了润嗓子"。一天内喝个三五瓶橙汁，也很难有十足的饱腹感，但游离糖的摄入量却轻轻松松破100 g大关。长期如此，对体重和整体健康的影响，可想而知。

　　现有的研究证据证实，摄入足够量的完整水果，能够对我们的身体多个器官产生健康保护作用。这些潜在的健康益处包括：

❶ 保护消化道健康，降低便秘、肠易激综合征、炎症性肠病、结肠疾病和憩室病的发生风险。
❷ 帮助维持健康体重。

③ 降低高血压、高血脂等心血管疾病的发生风险。

④ 降低代谢综合征及2型糖尿病的发生风险。

⑤ 预防结直肠癌和肺癌。

⑥ 提高成功老龄化的概率。

⑦ 降低哮喘和慢性阻塞性肺病的严重程度。

⑧ 促进心理健康并降低患抑郁症的风险。

⑨ 帮助增加儿童和成人的骨矿物质密度。

⑩ 降低脂溢性皮炎的发生风险。

⑪ 帮助减轻孤独症（自闭症）谱系障碍的严重程度。

⑫ 帮助儿童建立更良好的情绪控制、问题管理技能及亲社会行为。

⑬ 帮助成年人降低焦虑及抑郁症的发生概率，提高更高的生活满意度及幸福感。

大家熟知的《中国居民膳食指南科学研究报告2021》，在对全球范围内多篇饮食营养相关权威文献进行汇总后，也明确提出，适当增加水果摄入量除可降低心血管疾病的发病风险外，还可降低结直肠癌、食管癌、胃癌的发病风险。例如，每增加100 g/d的水果摄入，就可减少6%的结直肠癌发病风险。

而水果和蔬菜联合摄入，不仅可降低心血管疾病的发生和死亡风险，还可降低肺癌、乳腺癌与肥胖的发病风险。每天每增加一份水果和蔬菜摄入（1份水果约为80 g，1份蔬菜约为77 g），就能将心血管疾病的死亡风险降低4%。有关完整水果摄入与人体健康相关性的研究，已经多到数不胜数。而这些研究共同的结论，就是：水果是日常均衡饮食不可或缺的组成之一，规律进食水果将有益于我们的全面健康，无论对孩子还是对成年人。因此，在有条件的情况下，根据《中国居民膳食指南（2022）》的建议，将水果纳入每日饮食。

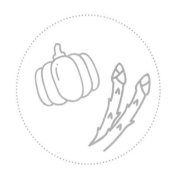

3

可以用水果代替粮食吗

> 　　　　不能用水果替代主食，自然也不能用水果来替代粮食。原因有以下几个方面。

粮食与水果的营养素构成及营养价值是有显著差异的

　　提到粮食，绝大多数人瞬间想到的关于粮食的营养价值，往往只有一种，即碳水化合物。甚至比这更窄，在很多人的心目中，粮食几乎就是淀粉的代名词，或者"粮食=淀粉"。粮食中占比最大的营养成分，确实是碳水化合物。但粮食的营养价值，绝对不局限于碳水化合物。我们可以先来对比一下水果和粮食里的碳水化合物。粮食中的碳水化合物是分子量很大的淀粉，而水果里的碳水化合物，是单糖和双糖。虽然它们被我们吃进肚子后最终的产物都是葡萄糖，但是，淀粉的消化吸收速度比水果更慢，淀粉由10个以上的葡萄糖聚合而成，把这些葡萄糖打散，一定是比直接消化葡萄糖要费时间费力气的。所以，粮食对于饱腹感的维持，比水果更持久。也就是说，吃粮食，比吃水果更抗饿。

而粮食家族中的全谷类，由于谷壳部分保留得比白米、白面更完整，因此，膳食纤维的含量也就更高。膳食纤维属于非淀粉类多糖，前面章节的内容里也介绍了它的消化特点，即往往不参与提供能量，也因此不能在小肠段被消化吸收。它们会直达结肠，成为寄居在结肠中的肠道微生物的"饲料"。膳食纤维含量高的食物，往往能给我们带来更强烈的饱腹感，因此延缓下一次进食前的饥饿感。

粮食以外的植物性食物中，确实含有可观的膳食纤维，且它们同样可以给我们带来强烈的饱腹感，以及帮助养好肠道内的有益菌们。但是，现有的研究发现，虽然都是膳食纤维，来自全谷类的膳食纤维对人体健康的益处，是无法被来自水果蔬菜里的膳食纤维替代的。或者可以这样理解，它们各自有各自的贡献，并不是我们理解中的同一工种。

事实上，膳食纤维是非常复杂的一个大家族，根据来源、类型、质量或生理影响而被分为不同的家族成员。这就像单糖、双糖、多糖都属于碳水化合物家族一样。膳食纤维家族成员也被具体命名为甲乙丙丁……它们彼此是有差异的。尽管天然食物中自带的，或者作为成分被添加到加工食品里的所有膳食纤维的总和需要尽可能达到推荐的每日摄入量，但不同来源或类型的膳食纤维，根据其物理化学特性（比如水合性、溶解度、黏度、对有机分子的吸附性等）和生理效应（比如可发酵性）为我们的身体带来不同的健康益处。

虽然，在肠道内，几乎所有的膳食纤维在一定程度上都是可发酵的，也就是可以被肠道微生物利用作为肠道细菌成长的食物，但它们的发酵程度从低（纤维素、半纤维素、麦麸）到中（β-葡聚糖、树胶、果胶、抗性淀粉）和高（益生元纤维，如菊粉和低聚果糖）不等。所以，就发酵能力而言，不同的膳食纤维对肠道细菌的影响也是不同的。

> 例如，来自燕麦类食物的燕麦β-葡聚糖（通常占燕麦干重的3%~5%），是一类可溶于水且具有黏性的膳食纤维，它们可降低血清胆固醇并对改善血糖有帮助。而粗小麦和黑麦的麦麸里所含的一些不可溶于水的膳食纤维，发挥帮助增加粪便体积，促进排便的健康效应。

虽然β-葡聚糖不是燕麦的专利，其他粮食如大麦、高粱、黑麦、玉米、黑小麦、小麦、某些蘑菇和菌藻类食物中也含有不同含量的这种可溶性膳食纤维，但水果中就几乎没有。反过来，水果颇具特色的膳食纤维果胶，在粮食中也很难找到。

所以，单单从膳食纤维的含量、种类、对人体的健康益处的角度，粮食和水果，其实是各有特色，并非完全一致的。

当然，粮食的营养价值，绝不局限于碳水化合物。在全世界范围内，长期以来，谷物（也就是粮食）一直被认为是人类饮食中碳水化合物（包括了膳食纤维）的最重要来源，但它们对蛋白质摄入的贡献很少受到关注。粮食中的很多健康益处，是离不开粮食中膳食纤维、微生物、矿物质和植物化学物质的协同作用的。它们强强联手，共同为我们提供抗癌、抗氧化、抗感染、增强免疫力等功效。

通过对粮食类食物的剖析，再对比前文详述的水果的营养价值，可以非常明确地得出结论：粮食在膳食中的地位，是不能被水果替代的。至少，就目前人类有限的研究，还没有得出"水果可以替代粮食"的结论。毕竟，不考虑碳水化合物种类的差异，单就蛋白质而言，如果取消粮食换成大量水果，除非肉蛋奶鱼豆等富含蛋白质的食物摄入充足，否则，必定会导致蛋白质摄入不足。

水果的能量没有你想象的那么低

很多人选择用水果替代粮食，是为了减肥。他们觉得水果是一种以水为主要成分的食物，以为能量没有粮食高，以为水果不像粮食那样是"高碳水食物"。按照每100 g可以食用部分作为计量单位，日常这几种水果的热量如下：

苹果	53 kcal	荔枝	71 kcal
香蕉	93 kcal	椰子	241 kcal
桃子	42 kcal	猕猴桃	61 kcal
葡萄	45 kcal	火龙果	55 kcal
福橘	46 kcal	鳄梨（牛油果）	171 kcal

注：数据来源《中国食物成分表标准版》第6版/第一册。

而一小碗米饭（碗口直径10 cm）约重130 g，热量约为150 kcal；而100 g的馒头的热量约为220 kcal。

一般来说，一个中等大小的苹果约200 g，一根中等大小的香蕉可以吃的部分约60 g，而猕猴桃、葡萄等，基本上是所见即所得。大家自己算算，就能明白，其实吃两个中等大小的水果，跟吃一碗米饭的热量没有本质差异。如果完全舍掉一顿饭，既没有主食也没有副食（肉蛋奶鱼豆菜），而是来两三个水果，热量摄入并没有少多少，而蛋白质和其他营养素却少了很多。

综合以上情况，遵照现行的膳食指南的建议去规划我们的三餐，每一类食物都应适量选择，既保证合理的每日水果摄入量，又不盲目用水果替代粮食，才是理性的做法。

水果可以代替蔬菜吗

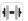

水果与蔬菜，彼此的营养价值，并非可以互相代替的。我们先来了解一下蔬菜与水果各自的营养特点。

新鲜蔬菜的含水量一般在65%~95%，维生素C、β-胡萝卜素、叶酸、钾、膳食纤维这五种营养素，是蔬菜最具代表性的营养素。除此之外，蔬菜还含有维生素B_1、维生素B_2、维生素E、钙、镁、铁等营养素和植物化学物质，且蔬菜可以提供的能量普遍比较低，一般都低于30 kcal/100 g。因此，蔬菜是一类能量低但营养素密度高的食物。

新鲜水果的含水量一般在85%~90%。维生素C、钾、镁、膳食纤维这四种营养素，是水果最具代表性的营养素。不同种类水果的营养成分各有不同。红色和黄色的水果（如芒果、柑橘、木瓜、沙棘、杏、刺梨）含β-胡萝卜素的量较高；枣类（鲜枣、酸枣）、柑橘类（橘、柑、橙、柚）和浆果类（猕猴桃、沙棘、黑加仑、草莓、刺梨）中的维生素C含量较高；而鳄梨（又称牛油果）、香蕉、龙眼等水果的钾含量较高。成熟水果所含的营养成分，一般比未成熟的水果更丰富。

如果用水果替代蔬菜，要想获得"合理量的水果+合理量的蔬菜"所能提供的所有营养素，不论是膳食纤维、维生素、矿物质还是植物化学物质，都会导致能量摄入的大大增加。水果中的糖分为我们提供的能量，是不可忽视的。当我们经由饮食获取的能量超出身体消耗，多出来的能量就会以脂肪的形式储存在脂肪细胞中，增加我们超重/肥胖的风险。

5

聪明选择低糖水果

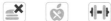

水果越甜，并不意味着含糖量越高！水果的甜度，首先会受葡萄糖、果糖、蔗糖这三种糖在这个水果中的占比的影响。因为这三种糖的甜度有较大差异。

> 一般以蔗糖的甜度作为1.0。
> 果糖的甜度为1.75～1.8。
> 葡萄糖的甜度为0.7～0.75。

由于果糖是这三种糖里甜度最高的，因此，如果一种水果的果糖含量高，它的口感往往会更甜。当然，水果的甜度不只受这些糖的含量和比例的影响，还取决于有机酸的含量，以及糖酸比。

> 当糖酸比＜20，风味淡或趋酸。
> 当糖酸比在20～60，风味酸甜适度。

当糖酸比＞60，甜味增强。

此外，舌头的不同区域、食物/饮品含糖的浓度、进食/饮用的速度、食物/饮品的温度等，都会影响我们感知到的甜度。所以，不要以为吃着不那么甜的水果，含糖量就一定低。

就算所吃水果含糖量不高，也不要几斤几斤地吃。千万别忘了，水果里的糖都是单糖和二糖，都是简单糖。

常见水果含糖量

含糖量较高的水果	每 100 g 果肉含糖量 /%	含糖量较低的水果	每 100 g 果肉含糖量 /%
鲜枣	28.6	柠檬	4.9
椰子	26.6	西瓜	5.5
山楂	22.0	甜瓜	5.8
柿子	17.1	草莓	6.0
桂圆	16.2	木瓜	6.2
荔枝	16.1	芒果	7.0
香蕉	14.5	哈密瓜	7.7
石榴	13.9	李子	7.8
百香果	13.4	杏子	7.8
无花果	13.0	枇杷	8.5
火龙果	13.0	柚子	9.1
苹果	12.3	菠萝	9.5
猕猴桃	11.9	桑葚	9.7
柑橘	11.5	葡萄	9.9
桃	10.9	樱桃	9.9
橙	10.5		
梨	10.2		

本章参考文献

[1] Ashkan A, Patrick J S, Kairsten A F, et al. Health effects of dietary risks in 195 countries, 1990-2017: a systematic analysis for the Global Burden of Disease Study 2017[J]. The Lancet, 2019, 393(10184): 1958-1972.

[2] Zhou M, Wang H, Zeng X, et al. Mortality, morbidity, and risk factors in China and its provinces, 1990-2017: a systematic analysis for the Global Burden of Disease Study 2017[J]. The Lancet, 2019(10204): 1145-1158.

[3] Dagfinn A, Edward G, Paolo B, et al. Fruit and vegetable intake and the risk of cardiovascular disease, total cancer and all-cause mortality-a systematic review and dose-response meta-analysis of prospective studies[J]. International Journal of Epidemiology, 2017, 46(3): 1029-1056.

[4] 中国营养学会. 中国居民膳食指南科学研究报告2021[R]. 2021.

[5] Yu Z M, Declercq V, Cui Y, et al. Fruit and vegetable intake and body adiposity among populations in Eastern Canada: the atlantic partnership for tomorrow's health study[J]. BMJOpen, 2018, 8(4): e018060.

[6] Yuan S, Yu H, Liu M, et al. The association of fruit and vegetable consumption with changes in weight and body mass index in Chinese adults: a cohort study[J]. Public Health, 2018, 157: 121-126.

[7] Dreher M. Whole fruits and fruit fiber emerging health effects[J]. Nutrients, 2018, 10(12): 1833.

[8] Oliveira M C D, Sichieri R, Mozzer R V. A low-energy-dense diet adding fruit reduces weight and energy intake in women[J]. Appetite, 2008, 51(2): 291-295.

[9] Flood-Obbagy J E, Rolls B J. The effect of fruit in different forms on energy intake and satiety at a meal[J]. Appetite, 2009, 52(2): 416-422.

[10] James J L, Funnell P M, Milner S. An afternoon snack of berries reduces subsequent energy intake compared to an isoenergetic confectionary snack[J]. Appetite, 2015, 95: 132-137.

[11] 中国营养学会. 中国居民膳食指南（2022）[M]. 北京：人民卫生出版社, 2022.

[12] Poutanen K S, Krlund A O, Gómez-Gallego C, et al. Grains – a major source of sustainable protein for health[J]. Nutrition Reviews, 2022, 80(6): 1648-1663.

[13] Nirmala P V P, Joye I J. Dietary fibre from whole grains and their benefits on metabolic health[J]. Nutrients, 2020, 12(10): 3045.

[14] McKeown N M, Fahey G C, Slavin J, et al. Fibre intake for optimal health: how can healthcare professionals support people to reach dietary recommendations?[J]. BMJ, 2022, 378：e054370.

[15] 李文生，杨媛，石磊，等. 水果中蔗糖、还原糖、可溶性糖与甜度相关性的研究[J]. 北方园艺，2012（1）：58-60.

[16] Hui Y H. Handbook of fruit and vegetable flavors[M]. Hoboken: WILEY, 2010.

[17] 周奇，原通磊. 甜度味觉阈值研究[J]. 重庆理工大学学报（自然科学版），2010，24（4）：35-39.

[18] 杨月欣. 中国食物成分表标准版[M]. 北京：北京大学医学出版社，2018.

[19] Green B G, Danielle N. Temperature affects human sweet taste via at least two mechanisms[J]. Chemical Senses, 2015(6): 391-399.

[20] Lemon C H. Modulation of taste processing by temperature[J]. American Journal of Physiology. Regulatory, Integrative and Comparative Physiology, 2017, 313(4): 305-321.

第十章

关于减糖的那些困惑

...

1

减糖一定能减肥吗

减糖虽然可以减肥，但也是有前提条件的。如果没有满足这些前提条件，减糖只是有助于避免更胖，却不意味着一定可以顺利减肥。原因并不复杂。

（1）减糖，减的是添加糖。

（2）添加糖，是一类可以为身体提供能量的物质。但是，除了能量和它们自身所含的碳水化合物之外，它们并不能为我们提供其他的营养素，无论是维生素、矿物质、脂肪，还是植物化学物质。

（3）减糖，一定是可以减少一部分经口摄入的能量的，也就是说，一定是可以为减肥做贡献的。

（4）但是，能够给我们提供能量的，或者说能够为我们长胖做贡献的，绝不仅仅是添加糖；添加糖不过是其中的一小部分罢了。

（5）任何经口摄入后，能够经由身体代谢产生能量的食物/食品，都会对我们的体重产生影响。

（6）在膳食里其他食物/食品的品种和摄入量大体不变，或者说来自添加糖以外的膳食食物/食品提供的能量大体不变的前提下，减掉了来自添加糖的热量，等于减少了经口摄入的总能量，这毫无疑问是有助于减肥的。

（7）如果与第（6）条情况相反，虽然减掉了添加糖，但通过其他食物/食品将原本添加糖贡献的能量"补"了回来，甚至超出了减糖减掉的能量——也就是说，虽然减掉了添加糖提供的能量，但通过别的食物/食品获得了太多能量，导致膳食总能量并没有减少，甚至不减反增。那么，很遗憾，不仅不能减肥，还有可能增肥。

（8）体重的增加与减轻，除了受"吃进肚的能量"的影响，还受"日常生活和体育锻炼产生的体能消耗"的制约。

（9）当一段时间内，我们经由天然食物或加工食品摄入的能量，超出我们通过日常基本生命活动（比如吃饭、喝水、睡觉、上厕所等）、碎片化运动（比如走路、坐公交、对着电脑打字、做家务活等）、体育锻炼（比如跑步、撸铁、瑜伽、羽毛球、骑自行车等）所消耗的能量，产生了"能量过剩"的结果，我们的体重就会增加；相反，当吃进肚的能量小于身体消耗的能量，出现"能量缺口"，我们的体重就会减少。

（10）同样是能量过剩或能量有缺口，不同的个体，会因为代谢特点的不同（比如脂肪囤积的能力、脂肪分解的能力、胰岛素敏感性等），而出现体重改变程度的不同，以及被改变的体重更多来自瘦组织还是更多来自脂肪组织的不同。

举一个简单的例子来说明：假设你没减糖之前，全天饮食（含添加糖）的能量摄入为2000 kcal，你每天的体力消耗约为1800 kcal。

减糖后，帮你减掉了400 kcal，你的日常饮食没有大的改变，减糖后的全天饮食能量约为1600 kcal。

❶ 没减糖前，你摄入的能量减去你消耗的能量，富余了200 kcal，能量摄入>能量消耗，你会慢慢地增重；

❷ 减糖以后，你摄入的能量减去你消耗的能量，是负的200 kcal，能量摄入<能量消耗，你会慢慢地瘦下来。

相反，如果减糖后，你没管住嘴，吃得更多了，使得膳食能量摄入还是2000 kcal，那你依旧会慢慢长胖。

2

减糖会减肌肉吗

这是一个非常有意思的问题。因为没办法不假思索地给出一个非常确定的答案，所以要大致分成几种情况来探讨。

第一种情况 减糖但不减重。

上一节的内容里，跟大家分析了怎样才能在减糖后实现减重。对于减糖过程中，增加了其他饮食的量，导致总体饮食能量摄入没有因为减糖而明显降低，而体力活动也没有特别增加，饮食总能量摄入与身体消耗的能量基本持平的情况。这种情况下，减糖对肌肉量的增加或减少，影响不大。

第二种情况 减糖后反而增重。

如果，因为减糖而觉得"有了热量缺口，可以适当多享受一些别的食物"而一不小心"超额享受"，最终导致饮食的总能量不降反增，而体力活动也没有特别增加；再者，虽然增加了体力活动，但消耗的能量抵不上放松吃喝摄入的能量，导致体重比减糖前更重。那就更无须担心肌肉量了。不仅你的肌肉安好，你的脂肪也更加安好。

第三种情况 减糖后体重下降。

如果添加糖在你的饮食中占据了相当可观的地位，那么，只要你维持日常饮食，即便体力活动量没有增加，减糖后也会达成减重的目标。但是，已有的研究告诉我们，通过饮食控制实现的减肥，虽然可以减少脂肪，同时也会减少瘦组织的量（主要体现在肌肉量上）。对于体重正常的人来说，减重减掉的重量里，瘦组织的量通常是超过35%的。而对于超重或肥胖的人来说，减重过程中丢失的瘦组织的量为20%～30%。也就是说，越瘦的人，减重时丢失的肌肉量越大。另外，在减肥初期，男性比女性更容易丢肌肉，大概是因为男性总体来说肌肉量比女性更多。

因此，减糖后体重下降的朋友是否会丢肌肉，取决于是否合理规划了饮食蛋白质的摄入量，以及是否保证了一定的合理的运动训练。

饮食蛋白质

如果你只是通过减糖实现了减重，并没有加入运动训练。如上所说，你的瘦组织的重量多多少少都会丢失一些，具体丢失的量取决于你通过减糖减掉的热量占比、你的性别、你既往的肌肉量等。只要保证每天饮食蛋白质的摄入量不低于0.8 g/kg体重，且最好能再稍微多一点，比如到1.0～1.2 g/kg体重，基本上还是可以维持肌肉量的。

运动训练

针对不同人群、不同年龄、不同性别、不同BMI范围的减重研究，得出了非常一致的观点。仅仅通过饮食调整、不加入运动的减重计划，往往会导致不同程度的瘦组织量的丢失。但一旦加入了运动，效果就会不同。一方面，减重的效果会更理想；另一方面，合理的运动安排有助于避免减重过程中肌肉量的丢失。因此，要想在减重的同时不减少肌肉，还是应该适当加入一些运动的。

相比于中等强度的耐力型有氧运动，抗阻运动更有助于避免肌肉量下降。典型的抗阻运动包括使用弹力带、小哑铃，甚至健身房的器械，以及瑜伽、普拉提等运动形式。典型的耐力型有氧运动包括慢跑、快走、游泳、骑单车、慢速跳绳等。提醒大家注意：过度运动反而会损耗肌肉，对代谢无益。

敲黑板的知识点

如何知道自己饮食蛋白质摄入量是否够？ 现在有很多手机APP可以查询到单位重量（往往是每100 g或每100 mL）内食物蛋白质含量，你可以自己粗略计算，或者输入自己每天吃的各种食物的量，让APP帮你计算摄入量是否达标。如果你的饮食里有加工食品，那就需要阅读食品标签上的"营养成分表"。在之前的章节中，曾跟大家介绍过如何阅读食品标签。按照国家标准，所有加工食品外包装上，一定会有"营养成分表"。所以，你完全不用担心自己找不到它。

　　将蛋白质分摊到一日三餐，还是集中在某一餐？已有的研究告诉我们，要想更好地维持肌肉量，最好是将全天蛋白质的摄入量均匀分布到三餐里，而不是集中在午餐或者集中在晚餐。

　　减糖期间要想维持肌肉量，蛋白质是不是越多越好？曾有一些小型横断面研究和大型流行病学研究提醒大家，蛋白质摄入太多，对血糖调控不太友好，容易增加胰岛素抵抗和2型糖尿病的发生风险。不过，后续的一些研究结论又说影响不大，所以，有待更多的高质量长期研究来确定蛋白质的量。不过，有一点是确定的，对于肾功能不太好的人不建议高蛋白质饮食。另外，追求高蛋白质饮食很容易导致饮食里的动物性食物摄入量超标，而植物性食物（尤其是全谷类和蔬菜）摄入不足。植物性食物对健康的益处，前面的章节已有介绍；而过多的动物性食物（尤其是红肉和加工肉类）容易增加心血管疾病和诸如肠癌等癌症的发生风险。因此，蛋白质摄入量差不多即可，一般来说，没有必要达到≥1.5 g/kg体重。

　　维持肌肉量和增加肌肉力量是一回事吗？答案是否定的。肌肉量，是我们身体里肌肉的总重量；肌肉力量，是我们使用肌肉干活或运动的能力。即便减糖期间成功维持住了肌肉量，没让它减少，也绝不意味着你能扛起来以前扛不动的重量。肌肉力量不会通过增加蛋白质的摄入来改善，而是需要通过体育锻炼来提高的。

通过减糖变瘦后的体重会反弹吗

要想回答这个问题，依旧要回到有关体重增减的经典逻辑：

饮食能量摄入=身体能量消耗，维持体重。

饮食能量摄入>身体能量消耗，体重增加。

饮食能量摄入<身体能量消耗，体重减轻。

因此，通过减糖变瘦的体重是否会反弹，主要取决于我们经由饮食摄入的能量与身体每天消耗的能量之间，是否基本达到平衡。说白了就是，如果能在一段时间内做到吃动平衡，体重是不太容易反弹的。不过，这里所说的平衡，并非很多朋友们以为的"一夜之间"，而是几周、几个月，甚至几年。

食物进入身体后，会通过各种代谢途径生成最终的代谢产物：糖、氨基酸、脂肪酸等。这些代谢产物，在满足我们生命活动所需量之后，多出来的部分会转化成脂肪，存入我们的脂肪组织，形成我们可爱的小肥肉，以供万一哪天吃不上饭，或者在极端条件下用来"燃烧"以维系生命，帮助我们不被饿死或冻死。

虽说仓库主要用于储存，以备不时之需，但并非只入不出。事实上，脂肪组织就像一个银行，资金并不是只入不出，而是时刻处于流动状态。我们的身体，每时每刻都在进行物质的交换、能量的输入和输出，不论睡觉、吃饭、开会、走路、跑步，还是看手机。因此，就算你今天往银行里存了很多钱，但接下来的日子，只要你的提款额超出往里存的钱，你的脂肪账户上就不会有太可观的存额。

因此，就算你连着吃了1个星期的饕餮大餐，但只要接下来的两三个星期你都能在管紧嘴的同时增加体能消耗，就不用担忧减重后较长一段时间内体重的反弹。

反之，如果你因为减糖后体重下降的战果而得意忘形，且纵容自己天天躺平不动，那么，你迅速反弹的小肥肉将无人能极。毕竟，已有的研究提醒我们：体重反弹过程中，脂肪量的增加往往是大于瘦组织量的，换句话说，体重反弹的时候，脂肪量是很容易增加回去的，而肌肉量的恢复会慢得多。所以，体重反弹后，体脂率会比减重前更高。

减糖就要放弃愉悦的口感吗

  减糖≠牺牲口味。我们要减的，是额外添加到食品里的添加糖，而不是天然存在于完整食物中的天然糖。所以，可以善用带甜味的食物烹调，帮助满足自己对甜感的需求。同时具备甜感和香气的天然完整食物，如果自身可以帮助升高血糖+提供能量，或者可以搭配有这种作用的含可消化碳水化合物的食物，就能够实现我们减糖的美好愿望。

  天然的甜味水果，以及带甜味的南瓜、胡萝卜、红薯、紫薯、番茄、彩椒等，搭配上适量的粮谷类（碳水化合物），就是典型的美好减糖食材组合，如菠萝饭、番茄意面、紫薯/红薯饼、南瓜饭、鸡丁彩椒配米饭、番茄炒鸡蛋配米饭、椰奶芒果糯米饭等。

  其实，我们对于味道的理解一直有一个很大的误区。我们常常认为味道是靠舌上的味蕾来感知和辨别的，事实上，已经有大量脑科学、神经科学、植物学等多学科的研究证实，人类对味道的感知，是一个非常复杂的程序。人类对食物风味的感知，其实是五种感官整合而成的结果，即味觉、嗅觉、视觉、听觉和触觉。单就触觉而言，就包括了手的触觉和口腔内的触感、压力感、震动、痛感和温度等多方面的影响因素。

其中，嗅觉发挥了相当大的作用，我们甚至可以用"闻香知甜"这四个字来形容嗅觉在我们感知甜味过程中发挥的功能——鼻子闻到并处理过的"甜味"气息会增加我们口腔中味蕾细胞对甜味的感知，你甚至可以认为鼻子是我们的第二个"品味"器官。当我们进食食物或喝下饮料或酒时，口腔后部会产生一个真空，把口中的食物香气吸到鼻子后部，这就是所谓的鼻后气味。鼻后气味是我们在吃喝时感受到的真实气味，而不是在我们开始吃东西和喝东西前闻到的鼻前气味。而我们的大脑对甜味的感知，是后鼻收集到的"鼻后甜味"气息（嗅觉）与口腔味蕾感觉到的甜味（味觉）加持后的结果。因此，鼻后嗅觉其实是甜味调节的基本机制之一，它可以将接收到的气味通过脑神经传导到味觉皮层，起到强化甜味感觉的作用。

所以，在减糖过程中，我们可以充分利用那些有香气的食材或者调味料，帮助我们刺激大脑对甜感及其他味觉的美好感受，进而获得十足的满足感。而大脑一旦被满足，就不会再去琢磨那些让我们发胖的小甜水、小甜点之类的东西啦。

除了前面说过的自带甜味的蔬菜水果，可以帮助我们"闻香知味"的天然调味食材还包括：迷迭香、紫苏、罗勒、九层塔、香茅草、薄荷、柠檬等。而中国家庭厨房中最常见的葱、姜、蒜、辣椒、八角、桂皮等，也都有助于让食物更有滋味，有暖意亦有饱意。

除了气味，食物本身的视觉、饮食时的听觉、触觉都可以调动大脑对甜度的感知。宽口圆杯中的咖啡、红色的酒饮、较高的音调、光滑的表面，都会给人以"甜美"的暗示……如果餐桌上多配置一些此类器皿，也能帮你减糖不减口味甜感。

5

为什么减糖后反而更想吃甜食

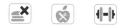

对于甜味感知机制，人们往往以为舌上的味蕾，是感受甜味的主角。其实，虽然甜味最先抵达和接触的是味蕾中的味觉受体细胞，但对甜味的感知并非只有味蕾受体细胞参与其中。研究表明，糖能够激发大脑前脑岛皮质、纹状体和扣带回等涉及奖赏机制的神经产生强烈反应，以及增加中脑区域多巴胺的分泌，进而让我们产生愉悦的心理感受。

甜感是由大脑产生的，而非舌头。正因如此，对于大脑而言，甜味意味着能量来源、存活的保障。

糖的两个特性导致了"糖瘾"，一是让味蕾和大脑享受甜味及奖赏；二是在体内能被快速代谢升高血糖。糖不仅仅产生甜味觉，还能通过快速升高血糖来迅速激活大脑的奖赏神经，让我们接收到愉悦的满足感。可以这样说，糖，以快速的认知和令人满意的感知启动自下而上的认知通道。

我们来看一些人体研究的证据：

研究一　给"嗜爱碳水"的超重女性两种选择，一种是纯碳水饮料，另一种是与纯碳水饮料口味非常相似的混合碳水+蛋白质饮料。她们无一例外地喜爱纯碳水饮料，且她们的大脑中与奖赏处理相关的区域的活动变化，会明显受到胰岛素和葡萄糖水平的影响。

研究二　当受试者出现轻度低血糖时，会优先激活大脑的边缘—纹状体区域，让他们对食物做出反应，并尤其想吃高热量食物。

研究三　人体在摄入葡萄糖后，下丘脑和纹状体之间的连通性会增强，但摄入果糖就不会有这种改变。这些改变显然与血糖和胰岛素水平的升高有关。

研究四　在对受试者注射胰岛素后，观察到大脑负责调节食欲和奖赏的区域存在胰岛素抵抗，这会降低我们通过控制进食量来实现能量平衡的能力，导致我们容易吃多和长胖。

研究五　受试者在饮用高GI奶昔后，大脑的伏隔核会被激活，而换成同样营养配比的低GI奶昔就不会有这种表现。伏隔核这个区域，主要负责处理奖赏和显著性。

已有的数据和证据表明，营养信号在成瘾行为中的作用是独立于味觉享受信号的，而糖令人上瘾的机制，与它的两个特性都紧密相关。

6

哪些人不适合减糖

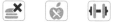

几乎所有人都适合减糖。但是，减糖不等于减碳水。对于一部分人群，过分减碳水会引发很大的健康风险。有两类特殊人群盲目减碳水（或者说减碳水），会有很多健康风险。一类是孕期女性，一类是儿童。

孕期女性

碳水化合物，对于孕妈妈来说，是母体基本生命活动和胎儿基本生长发育的必需物质。全世界各国的专业团体，对于孕期碳水的摄入量，都有明确的规定。按照《中国居民膳食指南（2022）》的建议，孕期的每日碳水摄入量不应该少于130 g，哪怕是孕早期的孕吐反应剧烈，也要争取摄入不低于这个量的碳水。

原因非常简单：孕期碳水化合物摄入严重不足易发生酮症酸中毒，对胎儿大脑及神经系统发育造成损害，会增加新生儿出生缺陷中神经管畸形的风险。

含130 g碳水的食物举例如下（皆为生重）：

大米180 g　　　　　　　　　面粉180 g

薯类550 g　　　　　　　　　鲜玉米550 g

食物组合：米饭（大米100 g）+ 红薯200 g + 酸奶100 g

妊娠期高血糖女性

在孕期女性这个特殊群体中，还包括了一个更特殊的群体，即妊娠期高血糖/妊娠糖尿病女性。这部分女性更需要保证碳水的摄入量，因为她们更容易出现酮症酸中毒。无论是孕前就患有糖尿病，还是妊娠过程中发展出来的血糖异常，都需要在普通孕妇的基础上，适当增加一定量的碳水摄入量。中华医学会围产医学分会及中国妇幼保健协会妊娠合并糖尿病专业委员会共同制定颁布的《妊娠期高血糖诊治指南（2022）》是这样要求的：推荐每日摄入的碳水化合物不低于175 g（主食4两以上），摄入量占总热量的50%~60%为宜。

美国糖尿病学会2022年版《糖尿病诊治指南》中针对妊娠合并糖尿病女性的饮食管理要求部分是这样建议的：推荐每日摄入的碳水化合物不低于175 g，蛋白质不低于71 g，膳食纤维不低于28 g。175 g是目前基于大量已有研究得出的统一结论（未来会不会被改动还不好说），因为，相比于占33%~40%的碳水摄入量，占全天能量摄入60%~70%的不低于175 g碳水的建议摄入量，反而更有助于改善血糖控制和妊娠结局，更有利于健康的胎儿生长和降低母体孕期及分娩时的相关风险。

　　有部分研究发现，对于妊娠高血糖的孕妇，低碳饮食不仅增加母体酮症的风险，还会导致胎儿酮水平增高；而母体在孕中晚期因低碳饮食而导致的β-羟丁酸和游离脂肪酸水平增高，被发现与孩子出生后2～5岁时的智力发育分数成反比。简单来说就是，低碳饮食会增加妊娠糖尿病孕妇及其胎儿的酮症风险，这可能给孩子出生后的智力发育拖后腿。虽然这方面的研究还不算太多，但已有的报告还是值得大家提高警惕的。

　　另外，来自我们中国团队的研究也报告了：高动物蛋白及脂肪的低碳水化合物饮食模式，与中国孕妇餐后1 h葡萄糖水平较高有关。

　　因此，建议有妊娠糖尿病的孕妇，每天遵循上述建议。其实也不是很难，全天粮谷类摄入量不少于3两，外加上50～75 g薯类、20 g左右的大豆类、200 g左右的水果、300 g左右的奶制品、400～500 g的蔬菜，就可以满足175 g碳水化合物的建议摄入量。为了保证膳食纤维的摄入量，以及实现更平稳、更良好的血糖控制，建议全谷类摄入量占全部粮谷类的不少于1/4且最好可以达到1/2以上（在自己消化能力可以耐受的前提下）。

儿童

　　低碳饮食在成年人群体中的流行，使得一部分小朋友也开始受影响，因为他们的父母自己就在尝试低碳饮食甚至极低碳饮食。事实上，门诊没少见到一两岁的孩子和学龄期儿童因为被父亲或母亲要求高蛋白低碳水饮食出现生长曲线"长势不满意"的情况。家长带着孩子来就诊的原因是身高和/或体重增加慢，没想到背后的成因是高蛋白低碳水饮食导致孩子没有获得生长发育所需的充足能量——还记得之前说过的蛋白质帮助减糖的原理吗？对于每天活动量超大，需要碳水来快速提供能量的孩子们，超标的蛋白质会让他们吃不下足量的碳水，且整体进食量也会下降，谁让蛋白质的消化速度那么慢饱腹感那么强呢。如此一来，一方面导致孩子全天饮食能量摄入不足，供应不上生长发育和体能消耗的需求；另一方面，身体为了代谢这些超出合理量的蛋白质，还会过多消耗某些维生素和矿物质，导致微量营养素可能有摄入不足甚至缺乏的情况。

学龄前的孩子，应该吃多少碳水才合理呢？下面这张表是来自《中国居民膳食指南（2022）》的学龄前儿童每月各类食物建议摄入量，供各位家长参考。

学龄前儿童每月各类食物建议摄入量

食物	2～3岁	4～5岁
谷类/g	75～125	100～150
薯类/g	适量	适量
蔬菜/g	100～200	150～300
水果/g	100～200	150～250
畜禽肉鱼/g	50～75	50～75
蛋类/g	50	50
奶类/g	350～500	350～500
大豆（适当加工）/g	5～15	15～20
坚果（适当加工）/g	—	适量
烹调油/g	10～20	20～25
食盐/g	<2	<3
饮水量/mL	600～700	700～800

7

减糖过程需要服用什么补充剂吗

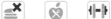

　　一般来说，只要饮食中的碳水化合物不是绝大多数都来自添加糖，没有出现天天只喝甜饮料，不吃或少吃粮食、薯类、水果等情况，减糖不会导致膳食能量大幅度下降，也不会出现体重过快地减轻，所以不需要考虑补充剂。

　　毕竟，根据在第二章讲过的营养素密度，添加糖是几乎可以视同没有营养素密度的物质。既然除了提供能量并不能提供其他营养素（除了自身是碳水化合物），那么，从饮食中减掉这种物质并不会导致其他营养素的损失，因此也就不需要额外服用营养补充剂。

　　但是，如果减糖帮助你实现了体重的迅速下降（比如一个星期就瘦了2~3kg），且在这个过程中你不能保证饮食均衡，那么，你有可能需要短期内额外补充复合维生素及一些营养素，如叶酸、铁、钙、维生素D等。尤其是女性，如果减糖过程中饮食热量非常低，一定要警惕铁元素的缺乏。

　　而对于体重下降过快，饮食中优质蛋白质如奶蛋肉鱼豆等摄入量无法保障的情况，还需要考虑额外的蛋白粉补充剂，帮助维持肌肉量，避免减重导致肌肉量丢失太多。

不过，是否需要补充，以及补充多少，请不要自行决定，建议去医院的营养门诊，请营养科医师或临床营养师帮助你根据你的体重改变情况、身体成分分析、饮食评估等方面，综合衡量你是否存在缺乏风险，以及是否需要营养补充剂。毕竟，营养补充剂的使用，永远要考虑两个前提：

❶ 无法通过饮食调整来实现营养素的充分摄入，且存在缺乏风险。

❷ 营养补充剂的安全性（包括来源、成分及用量等）。

本章参考文献

［1］ Edda C, Chien Y N, Bettina M. Preserving healthy muscle during weight loss[J]. Advances in Nutrition, 2017, 8(3): 511-519.

［2］ Willoughby D, Hewlings S, Kalman D. Body composition changes in weight loss: strategies and supplementation for maintaining lean body mass, a brief review[J]. Nutrients, 2018, 10(12): 1876.

［3］ Mccarthy D, Berg A. Weight loss strategies and the risk of skeletal muscle mass loss[J]. Nutrients, 13(7): 2473.

［4］ Deutz N E P, Bauer, Jürgen M, et al. Protein intake and exercise for optimal muscle function with aging: recommendations from the ESPEN expert group[J]. Clinical Nutrition, 2014, 33(6): 929-936.

［5］ 中国医疗保健国际交流促进会营养与代谢管理分会，中国营养学会临床营养分会，中华医学会糖尿病学分会，等. 中国超重/肥胖医学营养治疗指南（2021）[J]. 中国医学前沿杂志（电子版），2021，13（11）：1-55.

［6］ 中国营养学会肥胖防控分会，中国营养学会临床营养分会，中华预防医学会行为健康分会，等. 中国居民肥胖防治专家共识[J]. 中华流行病学杂志，2022，43（5）：609-626.

［7］ Lambert J E, Parks E J. Postprandial metabolism of meal triglyceride in humans[J]. Biochimica Et Biophysica Acta, 2012, 1821(5): 721-726.

［8］ Bosy-Westphal A, Müller, Manfred J. Measuring the impact of weight cycling on body composition: a methodological challenge[J]. Current Opinion in Clinical Nutrition&Metabolic Care, 2014, 17(5): 396-400.

［9］ Beavers K M, Lyles M F, Davis C C, et al. Is lost lean mass from intentional weight loss recovered during weight regain in postmenopausal women?[J]. The American journal of clinical nutrition, 2011, 94(3): 767-774.

［10］ Philippe J, Yves S, Jean-Pierre M, et al. How dieting might make some fatter: modeling weight cycling toward obesity from a perspective of body composition autoregulation[J]. International Journal of Obesity, 2020, 44(6): 1243-1253.

[11] Tieman D, Bliss P, Mcintyre L, et al. The chemical interactions underlying tomato flavor preferences[J]. Current Biology, 2012, 22(11): 1035-1039.

[12] Martina M, Tikunov Y, Portis E, et al. The genetic basis of tomato aroma[J]. Genes, 2021, 12(2): 226.

[13] Micah M. Murray, Mark T. wallace. The neural bases of multisensory processes[M]. Boca Raton (FL): Taylor and Francis, CRC Press, 2011.

[14] Allen L, Chung O. Sugars, sweet taste receptors, and brain responses[J]. Nutrients, 2017, 9(7): 653.

[15] Small D M. Flavor is in the brain [J]. Physiology&Behavior, 2012, 107(4): 540.

[16] Gutierrez R, Simon S A. Physiology of taste processing in the tongue, gut, and brain[J]. Comprehensive Physiology, 2021, 11(4): 2489-2523.

[17] 中国营养学会. 中国居民膳食指南（2022）[M]. 北京：人民卫生出版社，2022.

[18] 中华医学会妇产科学分会产科学组，中华医学会围产医学分会，中国妇幼保健协会妊娠合并糖尿病专业委员会. 妊娠期高血糖诊治指南（2022）[J]. 中华妇产科杂志，2022，57（1）：3-12.

[19] Draznin B, Aroda V R, Bakris G, et al. 2. Classification and diagnosis of diabetes: standards of medical care in diabetes-2022[J]. Diabetes Care, 2022, 45(1): S17-S38.

[20] Trumbo P, Schlicker S, Yates A A, et al. Dietary reference intakes for energy, carbohydrate, fiber, fat, fatty acids, cholesterol, protein and amino acids[J]. Journal of the American Dietetic Association, 2002, 102(11): 1621-1630.

[21] Feig D S, Berger H, Donovan L, et al. Diabetes and pregnancy[J]. Canadian Journal of Diabetes, 2018, 42(1): S255-S282.

[22] Mustad A V, Huynh T D, López-Pedrosa M J, et al. The role of dietary carbohydrates in gestational diabetes[J]. Nutrients, 2020, 12(2): 385.

[23] Sweeting A, Mijatovic J, Brinkworth G D, et al. The carbohydrate threshold in pregnancy and gestational diabetes: how low can we go?[J]. Nutrients, 2021, 13(8): 2599.

[24] Chen Q, Chen Y J. Low-carbohydrate diet and maternal glucose metabolism in Chinese pregnant women[J]. Br J Nutr. 2021, 126(3): 392-400.

[25] Dong H L, Sun H, Cai C L, et al. A low-carbohydrate dietary pattern characterised by high animal fat and protein during the first trimester is associated with an

increased risk of gestational diabetes mellitus in Chinese women: a prospective cohort study[J]. The British Journal of Nutrition, 2021, 126(12): 1872-1880.

[26] Zhou X, Chen R, Zhong C, et al. Maternal dietary pattern characterised by high protein and low carbohydrate intake in pregnancy is associated with a higher risk of gestational diabetes mellitus in Chinese women: a prospective cohort study[J]. British Journal of Nutrition, 2018, 120(9): 1045-1055.

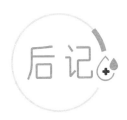

超加工食品，另一块大型健康绊脚石

在给这本书画上句号之前，还是想给大家再多说一些内容。本章的主角是超加工食品，它们往往也是添加糖的居所。应该说绝大多数的超加工食品都含有添加糖。所以，你很有必要了解和认识它们。

什么是超加工食品

在了解超加工食品之前，我们先得知道什么是加工食品。加工食品，是相对于天然完整食物界定的。根据美国农业部的定义：只要改变了农产品的基本性质，所形成的产物都属于加工食品。"改变"包括了加热、冷冻、切碎、榨汁……所以，哪怕给胡萝卜或苹果来了一刀，都算是加工食品。

这么听上去，加工食品的定义确实显得有些小题大做。但是，这类食品的"内涵"其实远不止切一刀或煮一煮这么简单。之所以这样界定，是因为，站在食品营养学的角度，任何加工方式，都有可能导致天然食物中的一种或多种营养素发生改变。这些改变，或多或少都会影响到这种食物与我们健康之间的关系。比如，对于一个刚刚尝试母乳以外食物的婴儿，是没有能力吃下一根完整胡萝卜的，哪怕是体型非常小巧的水果胡萝卜。但是，当胡萝卜被蒸/煮熟透并用辅食料理工具处理成胡萝卜泥时，宝宝们就可以欣然享受这种能够帮助他们获取β-胡萝卜素的蔬菜，而不必担心嚼不了、吞不下的问题。加工，对于食物而言，不一定是坏事。

然而，当加工食品进一步变身为超加工食品，情况就会复杂很多。对人体健康的影响，相对而言就会有些模棱两可，难以定论了。超加工食品一词，大约在10年前开始被营养学界使用。但到目前为止，却没有特别统一的定义。按照NOVA分类（NOVA是一种饮食分类系统），超加工食品被定义为："零食、饮料、即食食品，以及其他很多具有以下共同特征的食品：大部分甚至全部成分都是从食物中提取或来自食品成分，几乎不包括完整的食物。"

哪些食品属于超加工食品

按照上面的定义，平日里常吃的预加工食品或加工食品，以及任何饮料（包括苏打水），都属于超加工食品。特别常见的例子包括饼干、蛋糕、面包、点心、巧克力、糖果、薯片、鱼丸、沙拉酱、人造黄油、早餐麦片、奶昔、饮料（不论含不含添加糖或代糖）、汉堡、三明治、加工肉类（比如香肠、培根）、速食面或饭、冰激凌、蒸馏酒等。

超加工食品已经深入到我们的生活中。使用超加工食品的利和弊孰重孰轻呢？

超加工食品的两面性

首先，超加工食品一定是有其独特的优势，否则也不可能发展至铺天盖地。抛开价格不谈，超加工食品显然比我们自己去处理天然完整食物更加方便快捷、省时省力。同时，借助各种调味剂和添加剂，它们往往可以提供更加丰富美味的口感。

但是，超加工食品的劣势也非常鲜明，且主要体现在营养价值及对我们健康的影响上。它们大多含有大量精制碳水化合物（包括添加糖）、饱和脂肪酸和钠盐。毕竟，没有了甜味、咸味和油脂香气的加持，是很难说服消费者为它买单的。也正因糖脂含量不低，超加工食品的热量往往也不低。它们相比于天然食物，更容易让人们在几口之内就摄入更多的热量——导致你可能在感到饱之前就已经吃了超出你需要的热量。

同时，这些食品相比于天然食物，流失了大量的微量营养素。这里所说的微量营养素，不只是大家耳熟能详的那些维生素和矿物质，还有比这些多得多的各种植物化学物质，如黄酮类、皂苷类等。这些植物化学物质，是我们人体免疫力的重要护卫者之一。

在过去20年中，许多国家的超加工食品以低营养素密度和高能量为特征。在1990～2010年间，超加工食品的消费量几乎增加了两倍（占每日能量摄入量的11%～32%）。

2020年，*Nutrition*期刊上发表的一篇综述，详细阐述了超加工食品通过"肠-脑轴"对神经退行性疾病产生的不利影响。这些高脂高添加糖低膳食纤维的食品，通过对肠道pH值、微生物组成和短链脂肪酸（SCFA）生成量的改变，直接破坏肠道微生物群稳态，给肠道微生物群体增加了巨大的压力，使得对人体有益的菌类诸如双歧杆菌减少，而给健康拖后腿的菌类如厚壁菌门增加。这甚至会促成表观遗传的改变。外加上超加工食品对超重/肥胖是功不可没的，而肥胖本身会导致循环中内毒素增加，内毒素会在肠道产生局部炎症和氧化应激，引发 α-突触核蛋白沉积，并传播到中枢神经系统，引发一系列我们不希望看到的结果。

2020年9月，发表在 *Neurology* 上，来自天津医科大学公共卫生学院的王耀刚教授团队开展的一项涵盖超7万人、随访10年的大型前瞻性研究显示，超加工食品的日均摄入量每增加10%，罹患全因痴呆症的风险会增加25%（其中，阿尔茨海默病占14%，血管性痴呆占28%）。

该研究基于统计结果还给出了降低"超加工食品加速痴呆"发生风险的饮食解决方案：每天只需要增加50 g未加工或微加工食品，相当于半个苹果、一份玉米或一碗麦片，同时每天减少50 g超加工食品，相当于少吃一块巧克力或一份鳕鱼条，就能让痴呆的发生风险降低3%。

生活在超加工世界里的我们该怎么办？我们可以尝试一些更有利于长期健康的选择，比如：

> 选择袋装面包时，杂粮/全谷类的优于白吐司面包。
> 选择早餐蛋白质时，整个鸡蛋绝对优于培根或火腿肠。
> 选择早餐麦片时，原味裸麦片绝对优于膨化过且加料的麦片。

当你想吃面条时，DIY或选择挂面，总好过速食面/方便面。

当你想吃薯片时，空气炸锅或烤箱自制薯片终归优于包装薯片。

当你口渴的时候，白开水或清茶，永远好于瓶装饮品……

总结起来就是：

能自己做饭尽量自己做，除了降低健康风险，还能多消耗一些体力。

可以选择加工食品的时候，就不选择超加工食品。

了解并学会阅读食品外包装上的营养信息，选择配料表里添加成分更少，添加糖、脂肪（尤其是饱和脂肪酸和反式脂肪酸）、钠盐含量更少，单位重量/体积（每100 g或每100 mL）热量更低的产品。

当然，理想的营养状态，或者说良好的营养摄取，不仅仅是关注食物的热量，还包括太多影响因素：食物选择、烹调方式、进食方式、进食量、生活方式、环境因素、情绪心理因素……这一切，综合在一起，对我们的新陈代谢、表观遗传以及肠道菌群，都会产生影响。

后记参考文献

[1] Rico-Campà A, Martínez-González M A, Alvarez-Alvarez I, et al. Association between consumption of ultra-processed foods and all cause mortality: SUN prospective cohort study[J]. BMJ, 2019, 365: 11949.

[2] Srour B, Léopold K F, Kesse-Guyot E, et al. Ultra-processed food intake and risk of cardiovascular disease: prospective cohort study(NutriNet-Santé)[J]. BMJ, 2019, 365: 11451.

[3] Schnabel Laure, Kesse-Guyot Emmanuelle, Allès Benjamin, et al. Association between ultraprocessed food consumption and risk of mortality among middle-aged adults in France[J]. JAMA Internal Medicine, 2019, 179(4): 490-498.

[4] Galit W, Shiraz V, Dana I W, et al. Consumption of ultra-processed food and cognitive decline among older adults with type-2 diabetes[J]. The Journals of Gerontology. Series A, Biological Sciences and Medical Sciences, 2022, 78(1): 134-142.

[5] Li Huiping, Li Shu, Yang Hongxi, et al. Association of ultraprocessed food consumption with risk of dementia: a prospective cohort[J]. Neurology, 2022, 99(10): e1056-e1066.

[6] Barbara R Cardoso, Priscila Machado, Euridice Martinez Steele. Association between ultra-processed food consumption and cognitive performance in US older adults: a cross-sectional analysis of the NHANES 2011-2014[J]. European Journal of Nutrition, 2022, 61(8): 3975-3985.

[7] Leo M E E, Campos S R M. Effect of ultra-processed diet on gut microbiota and thus its role in neurodegenerative diseases[J]. Nutrition, 2020, 71: 110609.

[8] Chen Xiaojia, Zhang Zhang, Yang Huijie, et al. Consumption of ultra-processed foods and health outcomes: A systematic review of epidemiological studies[J]. Nutrition Journal, 2020, 19(1): 86.

[9] Lane Melissa M, Gamage Elizabeth, Travica Nikolaj, et al. Ultra-processed food consumption and mental health: a systematic review and meta-analysis of observational studies[J]. Nutrients, 2022, 14(13): 2568.